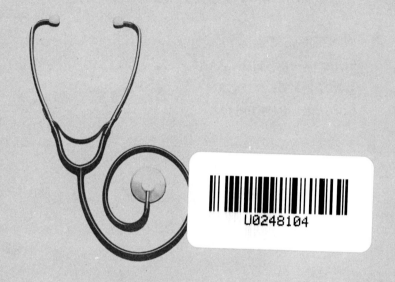

全科医学
临床应用

QUANKE YIXUE LINCHUANG YINGYONG

王艳　赵以成　王作茂 主编

江西科学技术出版社

江西·南昌

图书在版编目（CIP）数据

全科医学临床应用 / 王艳, 赵以成, 王作茂主编. -- 南昌：
江西科学技术出版社, 2021.11（2023.7重印）

　ISBN 978-7-5390-6583-0

　Ⅰ.①全… Ⅱ.①王… ②赵… ③王… Ⅲ.①家庭医学 Ⅳ.
①R499

中国版本图书馆CIP数据核字（2019）第024315号

国际互联网（Internet）地址：

http://www.jxkjcbs.com
选题序号：**ZK2018478**
图书代码：**B19010-102**

全科医学临床应用　　　　　　　　　　王艳　　赵以成　　王作茂　　主编

出版 发行	江西科学技术出版社
社址	南昌市蓼洲街2号附1号
	邮编：330009　电话：（0791）86623491　86639342（传真）
印刷	永清县晔盛亚胶印有限公司
经销	全国各地新华书店
开本	787 mm × 1092 mm　1/16
字数	130千字
印张	7.25
版次	2021年11月第1版　2023年7月第2次印刷
书号	ISBN 978-7-5390-6583-0
定价	42.00元

赣版权登字-03-2019-012

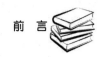

前　言

　　本文从全科医学的基本概述入手,分别从中医中药养生医学、急诊医学和皮肤诊疗医学等角度进行叙述,详细的为相关的医疗工作人员提供一个系统的知识系统。本书内容浓缩了全科医学理论精华,便于在较短时间内对全科医学理论建立较为系统的初步认识,能使从事非全科医学专业的医学相关类人员较快理解全科医学思想、内容及全科医学的工作任务和方式,为将来与全科医生的沟通和写作奠定坚实的基础。

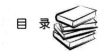

目 录

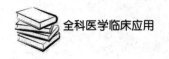

第一章 绪论

第一节 全科医学基本概念

一、全科医学

(一)全科医学的定义

全科医学又称家庭医学,是面向社区与家庭,整合临床医学、预防医学、康复医学以及人文社会学科相关内容于一体的综合性医学专业学科。全科医学具有独特的医学观和方法论以及系统的学科理论,填补了高度专科化的生物医学的不足,充分发掘和利用社区资源,突出社区特点,满足社区卫生服务的需要,真正实现了医学模式的转变。全科医学虽然是原有的通科医疗的回归和发展,但是全科医学是一门全新的医学学科,它的科学基础、知识结构、学科内涵、服务类型和服务方式上,是以往的通科医疗所不能同日而语的。

(二)全科医学的起源

随着人口老龄化、疾病谱和死因谱的变化、医学模式转变,当今世界范围内的医疗卫生事业正面临着一次巨大的转折。现代化高新技术、仪器设备虽然可以提供高水平的医疗服务,但是各种高科技服务越来越显得机械化、单一化和失人性化,高技术的专科服务逐渐显现出局限性和片面性,专科医生不能解决彻底人类固有的心理、社会、预防保健、康复、家庭等问题。全科医学作为一种新的医学模式,立足于社区,向个人和家庭提供集预防、保健、医疗、康复于一体的连续、方便而经济的、以人为中心的基本卫生服务,与各种专科医疗服务互相配合、相得益彰,已经发展成为一种世界公认的社区健康服务的较好模式。发展全科医学是卫生改革和发展的必然趋势。

全科医学诞生于 20 世纪 60 年代后期,1968 年美国家庭医疗董事会(American Board Of Family Practice ABFP)成立,于 1969 年成为美国第二十个医学专科董事会(实际上是负责组织专科考试的考试委员会),表明了家庭医疗专业学科的诞生,这是

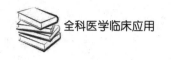

全科医学学科建立的一个里程碑。在北美(美国、加拿大)、日本和我国的台湾又把全科医生改称为"家庭医生",将全科医疗改称为"家庭医疗",主要是强调家庭和个人健康之间的关系以及全科医疗以家庭为单位的特点。在英国和英联邦国家以及我国的香港仍用全科医生的名称,但已赋予其新的含义。我国的全科医学最早是从香港引进,加上"家庭医疗""家庭医生"容易与国内常用的"家庭保健医学""家庭病床医生"等词混淆,故也称为全科医学。

1993 年 11 月中华医学会全科医学分会成立,标志着我国全科医学学科的诞生。尽管我国引进这一学科的时间不长,但是各地的全科医学工作者做了许多开创性的工作,对建立适合中国国情的全科医学学科、全科医疗服务模式与教育培训系统进行了艰苦的理论与实践诸方面的探索,并取得了很多有益的经验与成果。使越来越多的人认识到全科医学的发展将有助于解决我国医疗服务提供不均衡、费用增长过猛、资源浪费、基层医疗低水平与人才流失、预防工作薄弱以及预防与医疗的分离、老龄化与疾病谱改变导致的服务需求变化乃至医疗体制改革等许多方面的问题。

(三)全科医学的研究内容

全科医学是一种高素质的基层医疗保健体系.是在其它医学专科基础上发展起来、广泛应用各专科理论、知识、技能、方法的专门学科。是研究不同类型的常见健康问题以及解决这些问题所需的理论、知识、技能和态度的一门综合性新型医学学科,是和整合生物医学、行为医学和社会科学紧密相连的医学专科。其研究内容主要有以下几方面:

①研究社区调查及社区诊断的基本方法,掌握社区人群的总体健康状况、规律及其特征,并找出解决卫生问题的计划,以满足社区人群对身心健康的需求。

②研究分析各种因素对社区人群健康、疾病和死亡的影响,发掘并利用社区卫生资源以预防或减少疾病的发生。

③研究如何提高社区人群对卫生保健的认识程度,动员社区人群积极参与卫生保健,以提高社区卫生保健工作水平。

④研究社区特殊人群如妇女、儿童、老年人、残疾人等的生理特点及卫生防病需求,并提出持续性、合理的卫生服务计划的方案。

⑤研究全科医生的工作特点、内容和方法,提高全科医生对社区常见病、多发病的诊断治疗水平,提高全科医生对健康促进、社区预防和社区康复的理论和实践水平。

⑥研究社区卫生计划实施效益的评估原则、评估方法和评估标准。

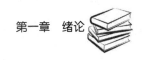

（四）全科医学与其他医学学科的关系

全科医学是通科医生长期实践经验的基础上，综合了现代生物医学、行为科学和社会科学的最新研究成果，用以指导全科医生为个人、家庭及社区人群提供连续、综合、整体性、全程的个人化医疗服务的知识技能体系。全科医学的范围广阔、内容丰富，与其他各专科相互交叉，但不是各专科的简单重叠，因为它不仅有自己独特的哲学基础，而且有自己独特的研究领域，有自己独特的知识技能和态度，全科医学着重解决的是被其他学科所忽视的或不能提供满意服务的问题，其他任何一个学科或几个学科的相加均无法取代全科医学的作用。

全科医学需要对于社区和家庭中各类服务对象的基本卫生服务需求有全面而透彻的研究与把握，注意其个性、家庭、生活方式和社会环境，从宽广的背景上考察健康和疾病进程，在社区条件下作出适当的评价和干预。因此全科医学的发展必须保持高度的敏感性与开放性，从而能够不断汲取营养，完善自身。

二、全科医疗

（一）全科医疗的定义

全科医疗是将全科理论应用于病人、家庭和社区照顾，为个人、家庭、社区提供可及性、持续性、综合性、协调性、集防、治、保、康一体的基层医疗保健服务。全科医疗是在通科医疗的基础上发展起来的，是一种集合了其他许多学科领域内容的一体化的临床专业，除了利用其他医学专业的内容以外，还强调运用家庭动力学、人际关系、咨询以及心理治疗等方面的知识提供服务。

美国家庭医师学会（AAFP）对家庭医疗 Family Practice（即全科医疗）的定义是："家庭医疗是一个对个人和家庭提供持续性与综合性卫生保健的医学专业。它是一个整合了生物医学、临床医学与行为科学的宽广专业。家庭医疗的范围涵盖了所有年龄、性别，每一种器官系统以及各类疾病实体。"（1999）。

（二）全科医疗的特点

全科医疗是综合性的医疗卫生服务，是对每一个居民生命活动进行整体性的全程服务，是真正的生物、心理和社会医学模式的体现. 强调持续性、综合性、个体化的照顾；强调早期发现并处理疾患；强调预防疾病和维持健康；强调在社区场所对病人提供服务，并在必要时协调利用社区内外的其他资源。

1. 基层医疗保健

全科医疗是一种以门诊为主体的第一线医疗照顾，即公众为其健康问题寻求卫生

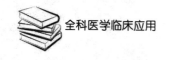

服务时最先接触、最经常利用的医疗保健部门的专业服务,也称为首诊服务(first contact)。若将基层医疗视为整个医疗保健体系的门户和基础,全科医生是这门户的"守门人"。全科医疗能够以相对简便、便宜而有效的手段解决社区居民90%左右的健康问题;并根据需要安排病人及时进入其他级别或类别的医疗保健服务,它使人们在追求改善全民健康状况的同时,能够提高医疗保健资源利用的成本效益。

2. 人格化照顾

全科医疗重视人胜于重视疾病,它将病人看作有个性有感情的人,而不仅是疾病的载体;其照顾目标不仅是要寻找有病的器官,更重要的是维护服务对象的整个健康。为达到这一目标,在全科医疗服务中,医生必须视服务对象为重要合作伙伴,从"整体人"的生活质量的角度全面考虑其生理、心理、社会需求并加以解决;以人格化的服务调动病人的主动性,使之积极参与健康维护和疾病控制的过程,从而达到良好的服务效果。

3. 可及性服务

全科医疗是医疗服务系统的门户和基础,以老年人、妇女、儿童、慢性病人、残疾人、低收入居民为重点,以解决社区主要问题、满足基本卫生服务需求为目的,融预防、医疗、保健、康复、健康教育、计划生育技术指导为一体的,有效、经济、方便、综合、连续提供的基本卫生服务。全科医疗服务具备地理上接近、时间上及时、使用上方便、关系上固定、经济上实惠、结果上有效等方面的优势。全科医生应成为人们进入医疗服务系统的守门人和基本医疗保险体系的把关者。全科医生必须能够处理社区人群80%以上常见的健康与疾病问题,为老年人、伤残人或有一特殊需要者提供上门访视、开设家庭病床、安排转诊或住院等服务。

4. 持续性服务

持续性服务是指全科医生与个人及其家庭建立起一种固定、长期、亲密的关系,对社区居民而言全科医疗提供的卫生服务是一种全程卫生服务,这种持续性服务是指对人生的各个阶段和对疾病的发生、发展、转归、康复等各个阶段以及对所有与健康有关的各种问题。

全科医疗要求对其服务对象提供从出生前到死亡后对生命周期各阶段的各种保健服务,包括产前保健、婴幼儿生长发育、青少年保健、老年保健与慢性病管理、临终关怀乃至死亡后对家属的保健支持(往往出席葬礼)。健康与疾病发展的各阶段从危险因素的监测、早期症状与症候的观察和判别、疾病诊断的确立、及时正确的治疗、防治与减少并发症的残障以及实施必要的康复措施等各阶段,还包括病人转诊至专科医

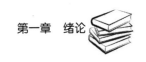

生、接受住院诊治或疾病痊愈之后等不同时期全科医生都应该为其服务对象提供持续性的服务,也是因为这种良好的、持续的医患关系使得全科医生能真正了解患者的各种情况,从而能为社区居民提供有效医疗保健服务。

5. 综合性服务

全科医疗的综合性是指其服务的"全方位、多角度和立体化"的特点。全科医疗的服务对象不分年龄、性别和疾病类型;全科医疗的服务内容包括预防、医疗、保健与康复的一体化服务;全科医疗的服务层次包括生理、心理和社会文化各个方面;全科医疗的服务范围涉及个人、家庭和社区。

6. 协调性服务

全科医疗并非"全能医疗",全科医生也非"万能医生",要承担好持续性和综合性保健服务的责任就必须要有协调性。由于全科医生是居民进入医疗保健系统的守门人和桥梁,要根据对象的不同需要提供或安排适当的医疗卫生资源,如果没有协调性那么持续性就没法发挥其潜力,而综合性服务的实施恐怕也非常困难。

7. 以家庭为单位

家庭是全科医疗的服务对象,也是进行全科医疗工作的重要场所和可利用的有效资源。全科医疗服务不同于其他医疗保健服务的最大特征是以家庭为单位的服务特性。通过家庭咨询往往可以了解人群的健康状况和病人的病情,尤其是对于慢性病人更需要家庭参与其治疗和康复的全过程。

8. 以社区为基础的照顾

全科医疗是立足于社区的卫生服务,其特征表现为:第一,社区的概念体现于地域和人群,即以一定的地域为基础,以该人群的卫生需求为导向,全科医疗服务,内容与形式都应适合当地人群的需求,并充分利用社区资源,为社区民众提供服务;第二,社区为导向的基层医疗将全科医疗中个体和群体健康照顾紧密结合、互相促进。全科医生的诊疗服务中,既要利用其对社区背景的熟悉去把握个别病人的相关问题,又要对从个体病人身上反映出来的群体问题有足够的敏感性;这样既可提高基层医疗的实力与针对性,又能够强化流行病学在全科医疗科研中的作用,从而改善全科医生的素质和全科医疗的整体水平。

9. 以生物—心理—社会医学模式为指导

全科医学所特有的整体论、系统论思维突破了传统的专科医学对待疾病的狭窄的还原论方法,强调把病人看作社会与自然系统中的一部分,从身体、心理、社会和文化等因素来观察、认识和处理健康问题。

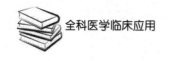

此外,由于基层医疗中所面临的精神问题和身心疾患日益增多,因而全科医生经常使用各种生活压力量表检查和评价病人的心理社会问题,并全面了解其家庭和社会方面可能的支持力量,从整体上给予协调照顾。因此,生物-心理-社会医学模式已经成为全科医生诊治病人的一套必需的、自然的程序。

10. 以预防为导向的照顾

全科医疗对个人、家庭和社区健康的整体负责与全程控制,必然导致"预防为主"的思想的真正落实。全科医疗注重并实施"生命周期保健",根据服务对象生命周期的不同阶段中可能存在的危险因素和健康问题,提供一、二、三级预防。全科医生从事的预防多属于"临床预防",即在其日常临床诊疗活动中对个体病人及其家庭提供随时随地的个体化预防照顾;同时,各国还根据其需要与可能,由全科医生及其团队向公众提供规范性的周期性健康检查。

11. 团队合作的工作方式

全科医疗团队以全科医生为核心,有大批辅助人员配合,一起对服务对象提供立体网络式健康照顾。在基层医疗与各级各类医疗保健网络之间,存在着双向转诊和继续医学教育的合作关系;在基层医疗本身,则存在着以全科医生为核心的社区卫生服务工作网络,由社区护士、公卫护士、康复医师、营养医师、心理医师、口腔医师、中医师、理疗师、接诊员、社会工作者等与全科医生协同工作,以便改善个体与群体健康状况和提高生命质量。

(三)全科医疗与专科医疗的区别与联系

1. 区别

(1)服务宗旨与责任:专科医疗和全科医疗负责健康与疾病发展的不同阶段。专科医疗负责疾病形成以后一段时期的诊治,其宗旨是根据科学对人体生命与疾病本质的深入研究来认识与对抗疾病,其工作遵循"科学"的模式,其责任局限于医学科学认识与实践的范围,其最高价值是科学性,即充分体现了医学的科学性方面。由于专科医疗强调根除或治愈疾病,可将其称之为治愈医学(cure medicine)。

全科医疗负责健康时期、疾病早期乃至经专科诊疗后无法治愈的各种病患的长期照顾,其宗旨关注的中心是人而不是病,无论其服务对象有无疾病(disease,生物医学上定位的病种)或病患(illness,有症状或不适),全科医疗都要为其提供令人满意的照顾。因此,全科医师类似于"医学服务者"与"管理者",其工作遵循"照顾"的模式,其责任既涉及医学科学,又包括与这种服务相关的各个专业领域(包括医学以外的行为科学、社会学、人类学、伦理学、文学、艺术学等),其价值既有科学性,又顾及服务对象的满意度,充分体现了医学的艺术性方面。此外,随着社会进步和民众健康需求的增加,基层医疗的公平性、经济性与可及性日益显现,于是关于经济学的考虑也成为全科医疗中重要的价值之一;这更体现了医学的公益性方面。由于这种医疗服务对照顾地注重,可称为照顾医学(care medicine)。

(2)服务内容与方式:专科医疗处于卫生服务的金字塔的上部,所处理的多为生物医学上的重病,往往需要昂贵的医疗资源,以解决少数人的疑难问题。其方式为各个不同专科的高新技术。专科医生是运用越来越复杂的精密仪器装置救治病人的技术权威,而病人是"听凭医生处置"的高技术手段的被动受体。

全科医疗处于卫生服务的金字塔底层,处理的多为常见健康问题,其利用最多的是社区和家庭的卫生资源,以低廉的成本维护大多数民众的健康,并干预各种无法被专科医疗治愈的慢性疾患及其导致的功能性问题。由于这些问题往往涉及服务对象的生活方式、社会角色和健康信念,全科医生手中没有包医百病"万灵药",其服务方式是通过团队合作进行"一体化"的全方位管理(这种管理的依据既包括现代医学各学科的新成果,又有多年积累的实践经验,还包括各种行之有效的传统医学手段;近年来通过流行病学研究有逐渐将这些经验或手段规范化的趋势)。在全科医疗服务团队中,病人(个体或群体)应是医护人员得力的合作伙伴,是社区/家庭健康管理目标制定与实施的积极主体之一。

2. 联系

在布局合理的金字塔形卫生服务网络结构中,全科医疗与专科医疗是一种互补的互助的关系,表现为:

(1)各司其职:大医院不再需要处理一般常见病,而可将精力集中于疑难问题诊治和高科技研究,基层机构则应全力投入社区人群的基本医疗保健服务。

(2)互补互利:全科医疗和专科医疗间建立了双向转诊以及信息共享关系与相应的网络,这些关系及其网络可保证服务对象获得最有效、方便、及时与适当的服务;同时,可以加强全科医师和专科医师在信息收集、病情监测、疾病系统管理和行为指导、新技术适宜利用、医学研究开展等各方面的积极合作,从而全面改善医疗服务质量与提高医疗服务效率。

(四)全科医疗的服务内容

全科医疗涉及生物医学和人体结构功能学、临床医学、预防医学、社会医学、行为医学、医学伦理学、健康教育学、营养卫生学、医学心理学等方面,以新医学模式为指导,为病人提供综合性的医疗保健服务。全科医疗服务贯穿人的生命周期:从妇女围

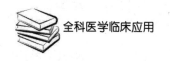

产期保健、新生儿保健、儿少保健、青少年保健、中年期保健、老年保健,乃至濒死期与死亡照顾;生命周期的每个阶段都有其特定的生理、心理与社会方面的健康危险因素与疾患。

在不同的国家与地区,因卫生保健系统、体制和人员分工不同,其全科医疗所涉及的内容也有所区别,但是全科医疗服务内容离不开向个人、家庭、社区提供可及性、持续性、综合性、协调性、集防、治、保、康一体化的基层医疗保健服务范畴。

三、全科医生

(一)全科医生的定义

全科医生又称家庭医生,是接受过全科医学专门训练,为个人、家庭和社区提供优质、方便、经济有效的、一体化的基层医疗保健服务,进行生命、健康与疾病的全过程、全方位负责式管理的医生。全科医生是全科医疗的卫生服务提供实施者,是每个服务对象的健康代理人,其服务涵盖不同的性别、年龄的对象及其所涉及的生理、心理、社会各层面的健康问题。

美国家庭医师协会(AAFP)对家庭医师的定义是:"家庭医师是经过家庭医疗这种范围宽广的医学专业教育训练的医师。家庭医师具有独特的态度、技能和知识,使其具有资格向家庭的每个成员提供持续性与综合性的医疗照顾、健康维持和预防服务,无论其性别、年龄或健康问题类型是生物医学的、行为的或社会的。这些专科医师由于其背景与家庭的相互作用,最具资格服务于每一个病人,并作为所有健康相关事务的组织者,包括适当地利用顾问医师、卫生服务以及社区资源。"

英国皇家全科医学院对全科医生的定义是"在病人家里、诊所或医院里向个人和家庭提供人性化、基层、连续性医疗服务的医生。他承担对自己的病人所陈述的任何问题做出初步决定的责任,在适当的时候请专科医生会诊。为了共同的目的,他通常与其他全科医生以团队形式一起工作,并得到医疗辅助人员、适宜的行政人员和必要设备的支持。其诊断由生物、心理、社会几个方面组成,并为了促进病人健康而对其进行教育性、预防性和治疗性的干预。"

尽管世界各国因经济发展、文化背景和医疗体制等的不同"全科/家庭医生"的概念也存在一定差异,然而以下几点则是较为公认的全科医生的作用:①全科医生是首诊医生;②全科医生以家庭和社区为工作场所,提供以门诊为主体的医疗保健服务;③全科医生的服务不受时间、地点、性别、年龄和疾病种类影响;④全科医生是病人及其家庭所有医疗保健服务的协调者;⑤全科医生是高质量的基层卫生保健的最佳提供者

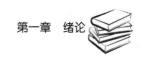

与组织者。

(二)全科医生的角色

全科医生扮演着多重的角色,并承担着不同的职责,总体上可以归纳为以下两方面

1. 医疗卫生方面

诊疗者:负责常见健康问题的诊治和全方位全过程管理,包括疾病的早期发现、干预、康复与终末期服务;提供门诊、家庭及个别住院诊疗服务。

协调者:当病人需要时,负责为其提供协调性服务,包括动用家庭、社区、社会资源和各级各类医疗保健资源;与专科医生形成有效的双向转诊关系。咨询者:提供健康教育和医疗保健咨询与指导。

管理者:负责全科医疗的业务运行管理,作为社区卫生团队的核心人物,在日常医疗保健工作中管理人、财、物,协调好医际、医护、医患关系,以及与社区社会各方面的关系;组织团队成员的业务发展、审计和继续教育活动,保证服务质量和学术水平。

教育者:利用各种机会和形式,对服务对象(包括健康人、高危人群和病人)随时进行深入细致的健康教育,促进健康生活方式的形成,保证教育的全面性、科学性和针对性,并进行教育效果评估。

咨询者:提供健康与疾病的咨询服务,聆听与体会病人的感受,通过有技巧的沟通与病人建立信任,对各种有关问题提供详细的解释和资料,指导服务对象的有成效的自我保健。

守门人:作为首诊医生和医疗保健体系的"门户",为病人提供所需的基本医疗保健,将大多数病人的问题解决在社区,对少数需要专科医疗者联系有选择的会诊与转诊;作为医疗保险体系的"门户",向保险系统登记注册,取得"守门人"的资格,并严格依据有关规章制度和公正原则、成本/效果原则从事医疗保健活动,与保险系统共同办好管理化医疗保健。

社区健康组织与监测者:建立个人、家庭、社区健康指导,定期进行适宜的健康检查,早期发现并干预危险因素;动员组织社区各方面积极因素,协助建立与管理社区健康网络,利用各种场合做好健康促进、疾病预防和全面健康管理工作;建立与管理社区健康信息网络,运用各类形式的健康档案资料做好疾病监测和统计工作。

2. 自身事业发展方面

学习者:保持积极进取的治学态度和广泛的兴趣与热情,踊跃参与各种教学、科研、学术交流活动以及继续医学教育,进行终身学习,不断提高服务水平,迎接全科医

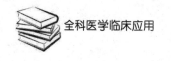

疗服务中所需要的知识性与技术性的挑战。

研究者:对其独特服务领域感兴趣的问题开展科学研究。

贡献者:具有高尚的职业道德,有耐心,同情心与责任心,立志献身于医学事业,热爱本职工作,将全科医疗服务作为其终身的职业和事业。

(三)全科医生的素质

全科医生为个人、家庭和社区提供优质、方便、经济有效的、一体化的基层医疗保健服务,提供全方位、全过程负责式健康管理,必须具备以下素质:

1.强烈的人文情感

全科医生必须具有对人类和社会生活的热爱与持久兴趣,具有服务于社区人群、与人交流和相互理解的强烈愿望和自身需求;其对病人的高度同情心和责任感不轻易改变,就像母亲对孩子的爱心一样,是无条件的、全方位的、不求索取的。与纯科学或纯技术行业的要求不同,这种人格是当好一个全科医生的基本前提。

2.出色的管理意识

全科医生必须具有一个强者的自信心、自控力和决断力,敢于并善于独立承担责任、控制局面,也包括能平衡个人生活与工作的关系,以保障其身心健康与服务的质量;在集体环境中有自觉的协调意识、合作精神和足够的灵活性,从而能成为团队工作的实际核心,并与各有关方面保持良好的关系。

3.执着的科学精神

全科医生是现代科学的产物,在社区相对独立的环境中更需要持有严谨的科学态度,一丝不苟地按照临床医生的诊疗程序和科学思维工作,并保持高度的敏感性,对任何疑点都不轻易放过;在对病人、家庭和社区进行教育时亦不忘科学性。为此应特别注意保持与医院及专科医生的联系。

(四)全科医生具备的能力

全科医生必须树立整体医学观和以病人为中心的服务观念,掌握系统整体性的方法,能熟练运用全科医学的基本原则,并在实践中整合内外妇儿等各临床专科的知识和技术以及行为科学、社会科学等方面的最新研究成果,除此之外全科医生还必须具备以下几种能力:

1.良好的沟通能力

作为全科医疗提供者,全科医生应该熟悉群众,了解其生活状况、家庭和社区。并要与其他成员进行协调配合,比如上级医疗机构的专科医生、社区卫生服务机构的其

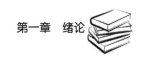

他工作人员。全科医生的沟通能力培养,是关系到全科医疗服务能否顺利开展。

2. 良好的应变能力

全科医疗服务对象往往是无法预测与多变的,每位就诊者都可能带来意想不到的问题,尽管大多属基本问题,但同一问题也会因人而异,更何况还有可能碰到较罕见的、复杂的或难以处理的问题,所以全科医生应有良好的人格与心理素质,并能迅速、合理、有效地处理各种健康问题。

3. 必要的管理才能

全科医生是决策者,应承担起计划、组织、协调、控制等管理职能,因而需具备较强的决断能力、合作精神与协调意识。

(五)全科医生与其他专科医生的区别

全科医生相对其他专科医生而言,是医学领域的通才医生。全科医生与专科医生的不同之处不仅表现在他们的服务理念、对象、内容和范围等方面,还源于他们各自的医学教育背景所形成的知识结构上的差别。就某一专科知识掌握的纵深度而言,全科医生不如该学科的专科医生,然而全科医生拥有多学科横向整合的知识、技能的宽度与广度,这也是其他某一专科的医生所无法企及的。毕竟全科医生不是全才医生,不是"万金油",全科医生的个人力量是有限的,随着社会的发展,疾病谱的改变和民众医疗保健需求的增长,全科医生必须与其他专科医生以共同的目标、良好的协调、互补的合作,才能提供优质高效集防、治、保、康一体化的服务,共同推进我国卫生事业健康持续发展。

第二节　全科医学产生与发展

一、全科医学产生与发展的历史

(一)通科医生时代(18 世纪中叶至 19 世纪末)

全科医学是在通科医疗的基础上发展起来的。在欧美,起源于 18 世纪的"general practice,GP",是指受过一般的医学训练但不分科的基层医生所提供的医疗服务,称为通科医疗。这类基层医生称为通科医生(general practitioners,GPs)。当时这些通科医生大多在社区独立开业行医,只有少数人在为数不多的医院工作。尽管当时医疗水平不高,但他们生活在社区居民之中,病人及其家庭的一般健康问题就由这些医生解决,

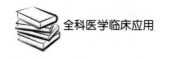

他们为患者提供周到细致的健康照顾,受到居民的欢迎,在社区享有很高的威望,在社会备受尊敬,到 19 世纪末,通科医生一直都占据着西方医学的主导地位。

（二）专科化的兴起阶段（19 世纪末至 20 世纪 60 年代）

通科医疗在西方国家经历了马鞍形的发展过程,这与医学专科化的进程密切相关。在 19 世纪末,物理、化学、细菌学、解剖学、生理学等医学基础学科的迅速发展,为医学教育建立在科学的基础之上奠定了基础。由于医学知识的迅速膨胀,医疗技术的系统化发展,医疗重点从社区转向医院,导致临床医疗实践的分化,专科医疗开始发展。当时美国的医学教育发展较快,全美大约有 160 所医学院校,在校生超过 20000人。创建于 1890 年的 Johns Hopkins 医学院设立了 4 年制本科学位教育,在其附属医院里,按专科进行临床教学,将教学、研究和临床实践相结合。1910 年,美国著名教育学家 Abraham Flexner 对 175 所医学院校进行了现状调查,并发表了一篇具有历史意义的考察报告—《加强生物医学教育》。该报告批评了医学院落后的教学水平,极力主张加强生物医学的教学和研究,同时,高度肯定和热情推荐 Johns Hopkins 医学院把临床、教学和科研结合的新型教育模式。这一报告改变了医学教育的方向,从此各医学院校根据不同专科重新组织教学,通科医疗明显趋向于专科化,并逐渐影响到整个世界。专科医疗服务模式的成功,大大提高了医院专科化和医学科研水平的发展。20世纪以来,特别是第二次世界大战期间及战后,科学技术的进步,促使医学迅猛发展,第一次的卫生革命的成功使人们深信依靠高科技能解决人类的一切病痛,造成了人们对医院和专科医生的崇拜,专科医疗进入鼎盛时期。而社区中的通科医生受到冷落,通科医生人数急剧减少,通科医疗逐渐衰落。

（三）专科与通科协调发展阶段

随着专科化的过度发展,其服务模式的内在缺陷日益突显。但在通科医疗衰落的同时,社会对通科医生的需求却在不断增长。通科医疗从未停止过对命运的抗争,并显示了无限的生命力。至 20 世纪 40 年代在美、英两国全科医学已具相当规模,而且美国在 1947 年成立了全科医师学会（1969 年改为"美国家庭医学学会"）。1952 年英国也相继成立"皇家全科医学学院"。只是最初的全科医生未经专门培训,质量不一,因而全科医生地位低、报酬差、不受尊重。后来美国以良好的培训、优质服务改变了原来的全科医生面貌,使之成为受人尊重的行业,并改名为家庭医学,全科医师学会也改名为"美国家庭医学学会",并把全科医学和家庭医学等同并列。自此,家庭医学或全科医学成为临床医学的一个二级专业学科。经历了 40 多年的发展,现在世界上约有

50 个国家设有全科医学组织和全科医生培训项目,1972 年,世界全科/家庭医师学会(WONCA)在澳大利亚墨尔本正式成立,学会为世界各国全科医生提供学术和信息交流的讲坛,至 1998 年止共召开过 15 次世界全科医学大会,为促进全科医学在全世界范围内的发展起到了积极作用。WONCA 现有正式成员约 60 个,代表着全世界 15 万多名经过正规训练的家庭医生。

早在 1964—1972 年间在 WONCA 成立前,就有热心的先驱者组织召开过四次世界全科医学大会。1994—1995 年,世界卫生组织和 WONCA 合作,联合发表了《使医疗服务和医学教育更适合民众的需要——家庭医生的贡献》的工作报告,指出"为了满足民众的需要,保健系统、医学界、医学院校及其他医学教育机构必须进行根本变革。在保健系统提供适用、优质、经济有效、公平的服务过程中,家庭医生应发挥核心作用。为了担当起这一重任,家庭医生应具有为患者提供医疗保健的高度技能,同时又必须将个人和社区的保健融为一体。"这对全科医学和家庭医学提出了更高的要求。

二、全科医学产生和发展的背景

(一)人口增长与老龄化

第二次世界大战后,社会稳定和生活水平提高。西方第一次的卫生革命的成功使人群疾病发病率和死亡率大幅下降,世界人口数量迅速增加。由于各国国民经济的发展,伴随而来的是大城市的兴起,人口的不断增长和集中,人口过剩使生活空间过度拥挤,成为危害公众健康的重要问题。另一方面人口老龄化是当今世界的重大社会问题,老龄化一方面带来了老年人自身健康方面的许多问题,如生活照顾、慢病防治、心理适应问题等;另一方面亦带来一些社会经济问题,如政府经济负担的加重等。因此,人口过多和老龄化必然影响到卫生服务的供需变化,加剧了卫生服务供需之间的矛盾。

(二)疾病谱和死亡谱变化

20 世纪初,各国传染病、寄生虫病、感染性疾病以及营养不良症等的发病率和死亡率很高。到 20 世纪中叶,由于社会的进步,生物医学防治手段的发展与公共卫生的普及,以及营养状态的普遍改善,传染病和营养不良症在疾病谱和死因谱上的顺位逐渐下降,并为慢性退行性疾病、不良生活方式及行为所致的慢性非传染性疾病所取代。但是针对慢性非传染性疾病如高血压、糖尿病及肿瘤等,一次性的手术或抗生素却不能解决。这类疾病需要的是以预防为主、健康教育、个人保健等综合性和长期性的照

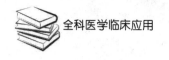

顾,这就导致了社会对全科医生的再次思考,重新呼唤全科医学。20世纪50年代,全科医学开始回升。

（三）医疗费用的不断上涨

首先是世界各国普遍存在卫生资源分布的不均衡,城市远远多于农村。这种不平衡,给区域卫生规划、医院实行分级医疗、卫生资源的合理配置和使用带来许多问题。第二是医疗卫生服务享用不合理。有相当一部分的贫困人口不能得到很好的医疗服务,而另一方面亦存在着过度使用医疗服务和资源严重浪费的问题。第三是医药费用上升过快。医药费用的迅速增长使政府、单位和个人难以承受。医疗手段的高科技化、过度专科化医疗的服务模式、不规范的药物使用,是医疗费用猛涨的主要原因。20世纪50年代,专科医学的局限性逐步显示出来,专科医学的分科逐渐细致,医学过专,致使病人在看病时被"割裂",要么就哪个部门都不管,要么就所有部门都来管,给病人带来了很多不便。虽然医院越建越大越多,但结果仍然是不能解决根本的问题。另外从管理学角度来讲,医学上单纯的救死扶伤的目的可能会造成资源的浪费。哈佛大学研究表明,美国人在最后一年所花的医疗费占其一生所花的27%,所以美国在克林顿时代提出消费前移,把钱花在合理的地方。这些卫生经济学方面的压力,都迫切需要深化改革,从卫生服务体系、服务模式等根本问题上寻求出路。

（四）医学模式和健康观的转变

医学模式是在不同历史阶段和医学科学水平上,观察和处理医学问题的思想与方法,是对人类健康与疾病总体的特点和本质的概括,其核心是医学观。医学模式在不同的历史阶段是不相同的。在古代,最初人类对于疾病只能乞求神灵的保佑。随着历史的发展,人类在与疾病的斗争中不断积累粗浅的理性认识,阴阳五行学说就是当时朴素医学观的代表。16世纪以后医学获得迅速发展,人们从生物体系、生态学观点去认识和控制疾病,取得了巨大成功。然而20世纪40年代以后,疾病谱和死因谱发生了显著变化,单纯生物医学模式已不能适应这一变化,慢性病和不良生活行为习惯、环境压力所带来的新的健康问题,只有用新的医学模式才能最终解决。由此,生物—心理—社会医学模式在1977年由美国著名心理学家 G. L. Engle 提出,他认为人的生命是一个开放的系统,外界环境和内部环境的相互作用来达到平衡状态——健康。对健康的理解已不再是单纯的"无病",新的健康观认定健康是身体上、精神上和社会适应的良好状态,而不仅仅是没有疾病或虚弱。新医学模式的产生,对医疗服务模式也产生了很大的影响。该模式对各种慢性疾病的多种致病因素有完善的分析,从而可以进

顾

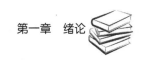

行全方位的预防,正是全科医学所倡导和使用的模式。

(五)家庭结构的改变

现代家庭类型以核心家庭较多,据统计绝大多数社区中核心家庭占社区家庭类型的60%以上。核心家庭成员少、规模小、内部资源有限,当发生家庭危机或出现家庭压力时,家庭应付的能力明显不足。同时现代社会与家庭有关的问题增多,如家庭暴力等,这些变化都使得家庭对家庭医生的依赖性增强,对社区化、家庭化服务需求较迫切。

由于以上种种原因,以致在20世纪50年代后期,世界医学界掀起了一场医疗服务模式改革的浪潮,全科医学被推到了改革的前沿。

三、我国全科医学的产生与发展

(一)在我国发展全科医学的紧迫性和可能性

传统的卫生服务目标虽然也是增进健康、预防疾病、治疗疾病和促进康复。但是随着我国社会经济的发展、人民生活水平提高、人口老龄化的加快、疾病谱的改变、医学模式的转变、科学技术的进步、民众的健康意识日渐提高,人们对卫生服务的需求不断增加,不断上涨的医疗费用已成为社会和个人的不堪重负,原有计划经济下的医疗保障体制已不能适应新形势的需要,亟待改革。我国现有的三级医院,不论是综合医院还是专科医院,都已在不同程度上成为专科为主的医疗机构。据统计,所有到三级医院就诊的患者中只有30%左右需要专科医生的诊治,而人群中80%~90%以上的基本健康问题完全可以由以训练有素的全科医生为骨干的社区卫生服务队伍来解决;因此,卫生体制改革势在必行。改革的目标是逐步建立起以社区卫生服务为基础、大中型医院为医疗中心的城市卫生服务体系,使国家的医疗设备和人力资源得到充分利用,形成高效率、低消耗、富有活力的管理和运行体制,不断提高卫生服务的质量和效率,使广大人民群众能够得到适用、方便、价格合理和优质的基本卫生保健服务。

我国虽然到20世纪80年代末才开始从国外系统地引进全科医学的理论,但全科医疗和社区卫生服务事实上早已存在。我国的卫生工作方针历来强调卫生工作要面向广大群众,强调防治结合、预防为主,强调团结中西医、依靠科技进步。而我国城乡三级卫生保健网的最基层一级、农村的赤脚医生和乡村医生、各种基层保健站、三级医院的普通门诊、综合门诊、急诊以及干部病房和外宾病房提供的医疗服务,实际上就是一种全科性医疗服务。只是近一二十年来各专科迅速发展,以至分科越来越细,专科、专病、以某种专门技术为主的诊疗机构日益增多,致使医疗供需配置失去了平衡。

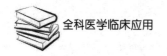

20 世纪 80 年代中期全科医学已在全国各地蓬勃开展,早在 1984 年北京市东城区朝阳门医院就率先进行了防保体制改革,在居民社区建立起全科医疗站,提供家庭病床服务。1989 年,北京全科医学会首先成立,1989 年首都医科大学成立了全科医师培训中心,1993 年,中华医学会全科医学分会成立。全科医学分会成立后,一方面在国内努力发展全科医学事业,另一方面积极开展国际交流。几年来除了在国内多次组织全国性有关全科医学教育、医疗服务、医疗管理方面的学术会议外,还多次组团参加WONCA 的国际会议,同时于 1998 年 6 月取得了"2003 年 WONCA 亚太地区会议"的举办权。与此同时,许多地方还成立了全科医学培训中心,为推进全科医学在我国的发展做了许多开拓性工作。近年来,全科医学和社区卫生服务已遍及全国 20 多个省区市。全国 668 个城市中,已有近 100 个城市开展了全科医疗和社区卫生服务。而且各地还根据当地社会经济发展水平和群众的需求,充分利用现有资源,改革基层医院的功能,建立了不同体制、多种形式的社区卫生服务机构,加强科学管理、积极培养适合于社区卫生服务的技术人员。全科医生以及社区卫生服务团队在防治和控制常见病、多发病方面发挥着重要的作用,为广大社区居民提供基本医疗、家庭病床、临终关怀、残疾和病后康复、精神心理卫生、预防接种等多种服务,深受群众欢迎。多年来,全科医学分会多次举办或帮助组织各类全科医师培训班,还与人事部和国家医学考试中心一起,制订了全科医师任职资格和晋升条例,为实施"执业医师法"作好准备。目前已有不少省、市建立了全科医学分会。所有这一切都有力地推动了我国全科医学事业的发展,为今后在全国范围内全科医学和社区卫生服务的发展奠定了良好的基础。

1997 年开始,政府陆续出台了一系列政策,使内地全科医学有了突破性的发展。如 1997 年 1 月出台的《中共中央、国务院关于卫生改革与发展的决定》明确提出"改革城市卫生服务体系,积极发展社区卫生服务,逐步形成功能合理、方便群众的卫生服务网络",规定社区卫生服务的主要内容应包括疾病预防、常见病与多发病的诊治、医疗与伤残康复、健康教育、计划生育技术服务、妇女儿童与老年人和残疾人保健等(即"六位一体"),并提出应加强全科医学的发展和全科医师的培训。这为我国全科医学和社区卫生服务的发展指明了方向。国务院关于城市医疗保险体制改革的决定更为全科医学和社区卫生服务的发展创造了条件。三级保健网在我国已存在数十年,加上近年来区域卫生规划工作以及城市卫生体系改革取得的重大进展,这一切都为发展全科医学和社区卫生服务奠定了基础。2006 年国务院召开的全国社区卫生工作大会,以及同时出台的《国务院关于发展城市社区卫生服务的执导意见》,为社区卫生服务工作在城市的深入开展,全科医学的人才培养提出了新的任务,也带来了新的机遇和

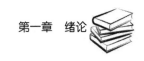

挑战。

（二）我国全科医学发展中存在的问题和建议

全科医学和社区卫生服务虽然在我国已经有了较大发展，但也存在不少问题，主要有：①各地区的社区卫生服务发展不平衡，服务质量参差不齐；②对全科医学和社区卫生服务在卫生改革和发展中的重要性的认识尚未取得一致，有待深化；③大部分地区的社区卫生服务仍然只限于单一的医疗服务，未能真正融预防、治疗、保健、康复于一体；④一些社区已建立的个人和家庭健康档案往往流于形式，没有充分发挥其医疗记录的功能；⑤全科医生的培训教育尚未规范化，存在低水平、低层次的重复，对社区护士及其他卫生人员的培训重视不够。

当前，我国全科医学和社区卫生服务发展正面临着难得的机遇和挑战，各级政府应加强对"发展社区卫生服务、促进卫生服务网络建成"的领导，有计划、有步骤地推广优质的社区卫生服务，缩小不同地区的差距。在此进程中，要特别强调质量控制和评估。发展社区卫生服务的关键是政府的支持和财政的投入，各级政府要高度重视，首先要加强对社区卫生服务的领导，将社区卫生服务纳入政府议事日程，将制定和实施区域卫生规划纳入当地经济社会发展规划当中，作为为民办实事、办好事的大事来抓紧、抓好。

要进一步提高对全科医学和社区卫生服务的认识，加强探索。全科医学和社区卫生服务究竟应该做些什么，怎么做，它的工作范围、服务对象、服务方式等迄今为止尚无统一的认识，在我国，全科与专科的区别和联系，需进一步探讨。其他如社区卫生服务在我国医疗保健中的地位、服务的规范化、质量监督和评价、社区卫生服务机构人员如何合理配置、双向转诊、规范化管理、社区卫生服务基本标准、服务内容、工作职责、考核办法、效果评价、补偿机制等问题，都需要认真研究。

要将民众的保健消费吸引到社区来，高质量的服务是关键。培养一支具有相当业务水平、医德医风高尚的技术人员队伍，发展和建立适合我国国情的全科医学教育体系是提高社区卫生服务质量的关键。在我国应如何培养全科医学人才尚缺乏经验，至少没有一种统一的模式可循，因此，可以通过多种渠道和采取多种方式进行摸索和尝试，目前主要应通过在职培训、在职转型教育、继续教育等不同层次的培训。长远来看，应该吸取国外的经验建立全科医生或家庭医生住院医培养制度。医学本科毕业后，再经过3年全科医学住院医师训练，使之成为能够承担社区卫生服务的优秀人才。实施全科医疗、发展全科医学是历史发展的必然趋势，广大卫生医务工作者勇于探索和实践，因地制宜，积极培养能满足不同层次需要的全科医生。为繁荣我国的全科医

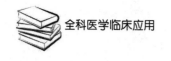

学事业而努力。

第三节　全科医学的基本原则与特点

全科医学是一个面向家庭与社区,整合临床医学、预防医学、康复医学以及人文社会学科相关内容于一体的综合性医学学科,具有基层性、人性化、综合性、持续性、协调性、可及性、以家庭为单位、以社区为基础、以预防为导向、团队合作工作方式等鲜明特点。在未来的全科医疗服务实践中,当遵循这些基本原则。

一、基层医疗保健

当人们遇到各种健康问题,如发热、头痛、乏力、失眠等时,首先想到的,就是尽快寻求医生的帮助,但现实问题往往是,他们不清楚应该去向谁求助,大型综合性医院和专科医院精细的分科常使人们不知所措。其实,他们首先应求诊的是全科医生。这里,提出了全科医学的第一个重要特点——承担起基层医学照顾的责任,即公众为其健康问题寻求卫生服务时最先接触、最经常利用的医疗保健服务;它是整个医疗保健体系的基础,也可称为首诊服务(first contact)。全科医生由于长期服务于相对固定的人群,对其服务对象的基本情况较为熟悉,因此能够迅速地对服务对象的健康问题作出初步判断;对一些常见病症进行合理的处理,或根据人们的需求开展预防、保健工作,使社区居民约70%左右的健康问题得到满意的解决;另有部分病人可能需要更加专业的医疗服务,全科医生又能够根据其初步判断,联系、安排恰当地转诊服务。由于其可以方便地解决多数一般性健康问题,基层医疗服务在提高健康服务水平的同时,合理降低了医疗成本。我们若将基层医疗视为整个医疗保健体系的门户,则全科医生就是这个门户的"守门人",他担负起为社区居民提供方便而有效的医疗保健的责任。

二、人性化照顾

医学发展至今日,其认知模式已经发生了很大的变化,人们越来越认识到我们不应当把人仅仅看作是疾病的载体,而是有血有肉、有思想、有情感的独立个体,从某种意义上讲,全科医学正是顺应这种医学模式变化而产生的。因此,全科医学十分强调重视人的感受,尊重人的个性与情感,其照顾目标不仅仅是寻找有病的器官,更重要的是维护服务对象的整体健康。为达到这一目标,在全科医疗服务过程中,医生必须将服务对象看作一个"整体人",在充分了解服务对象的基础上,针对其生理、心理、社会

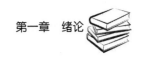

生活等各个方面情况,从维护健康、提高生活质量的角度,全面考虑其生理、心理、社会需求,选择最适宜的医学照顾。全科医生通过人性化的服务,调动服务对象的主动性,使之积极参与健康维护和疾病控制的过程,从而获得良好的服务效果。

三、综合性照顾

综合性照顾是全科医学的又一重要特点,体现为"全方位""立体性"的照顾,即:服务对象不分年龄、性别和疾患类型;服务内容包含医疗、预防、保健、康复、健康教育与促进、计划生育等诸多方面;服务层面涉及生理、心理和社会文化;服务范围涵盖个人、家庭与社区。总之,要照顾于服务辖区中所有的个人、家庭、机构,无论其种族、社会文化背景、经济情况和居住环境有何不同,充分利用一切有利于服务对象的方法与手段,开展各样形式的医学照顾,包括现代医学、传统医学,因此全科医学又被称为一体化服务。

四、持续性照顾

人的一生有各种各样的健康问题,在人生的各个阶段,从孕育、出生到生长、发育、健壮、衰老直至死亡,有许多健康问题离不开医学照顾。全科医学倡导生命全过程的服务,全科医生与服务对象建立长期的服务关系,了解其健康状况、生活习性、家庭背景、经济实力、文化、宗教、社会资源等各方面信息,能够根据服务对象各个阶段的不同问题,开展针对性的医学服务,从健康咨询、健康促进、危险因素的监控,到疾病的早、中、晚各期的长期管理,以及无论时间、地点,随时保持的持续性责任,都是全科医疗有别于专科医疗的一个重要而独有的特征。

澳大利亚皇家全科医学会1981年出版的指导文件《全科/家庭医疗的范围》(The Scope of General/Family Practice),提供了全科医生应当具备的社区常见健康问题的发病率、自然史、病原,及预防、早期保护和全面管理的知识,并强调了哪些是社区中经常发生的问题,哪些是严重、危险的问题、哪些是易于治疗的问题,以及导致慢性残疾的问题,可供参考。当然,必须注意到,由于各国国情不同,指导文件中包含的不同生命周期中常见的生理、心理、家庭、社会问题与我国未必完全一致。作为全科医学工作者,我们期待随着我国全科医学事业的发展,相关的指导性文件能陆续发布。

五、协调性照顾

客观地讲,全科医生不是"万能医生",要承担好持续性、综合性、基本医疗保健责任,实现对服务对象全方位、全过程的服务,全科医生就必须要有良好的协调性服务,

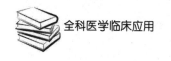

成为动员各级各类资源服务于病人及其家庭的枢纽。做服务对象的"健康代理人"，一旦其需要，能调动多种医疗保健资源和社会力量，提供所需要的医疗、护理、精神等多方面的援助，如此方能成为民众进入医疗保健体系的守门人。

全科医生的协调作用主要表现在通过会诊、转诊和会谈等协调措施，与相关科室的医生、病人家庭等各方面合作，共同解决病人的问题，从而确保其获得医疗服务的正确、有效和高质量；也包括调动家庭、社区及社会资源帮助服务对象。

有效协调的前提是：①对问题或疾病有较准确、及时的判断，才能尽量避免可能的漏诊、误诊，甚至延误或错误的治疗与处理。②充分掌握有关的资源信息，如各相关医疗机构、医学专家的情况，家庭和社区各种资源等。③有调动所需资源的能力与渠道，有健全的双向转诊机制，平时与有关医疗机构、专科医生有良好的合作关系。

善于合理利用转、会诊制度符合医患双方的利益，对患者而言，得到了必要的诊治，对全科医生来说，也是一种学习提高的机会，应当认识到，转诊只是将服务对象的特定问题的照顾责任，暂时转移给其他医生，全科医生仍负有持续性保健的责任，因此，必须保管好转、会诊资料，以保持健康档案的完整性。

六、可及性照顾

如前所述，全科医疗是基层医疗保健，其服务形式通常以门诊服务为主体，因此，它首先必须是可及的，这种可及性服务应体现为一系列使人易于利用的特点——地理上的接近、时间上的及时、使用上的方便、关系上的固定、经济上的实惠、结果上的有效等。全科医疗机构必须立足于社区，贴近居民，想方设法为他们提供便捷、周到的服务，除门诊服务外，对老年人、伤残人或其他特殊需求者提供上门访视、开设家庭病床等。此外，合格的社区全科医疗机构的服务，还应得到医疗保险制度的支持，这也是可及性服务重要的。一个方面，近几年来，我国正在积极推进社区卫生服务和基本医疗保险，将逐步建立起城乡居民良好的医疗保障机制，这也为全科医学的发展提供了很好的基础和契机。

七、以家庭为照顾单位

这是全科医疗服务不同于其他医疗服务的最大特征，众所周知，传统意义上的临床医疗，都是以个体为服务对象，全科医学吸收了社会学关于家庭的理论与方法，重视家庭与健康的关系，因此，不仅重视个体医疗保健服务，更强调以家庭为照顾单位这一新的理念，逐步形成了较为完整的家庭医学理论体系。家庭既是全科医生的服务对象，又是其诊疗工作的重要场所和可利用的有效资源。

　　概括来说,"以家庭为单位的照顾"这一特征主要涉及两方面的内容:第一,个人和其家庭成员之间存在着相互作用,家庭的结构与功能会直接或间接影响家庭成员的健康,亦可受到家庭成员健康或疾病状况的影响。第二,家庭生活周期理论是家庭医学观念最基本的构架,家庭生活周期的不同阶段,会有各种重要事件和压力,若处理不当而产生危机,则可能在家庭成员中产生相应的特定健康问题,对家庭成员健康造成损害。因此,家庭医生要善于了解并评价家庭结构、功能和周期,发现其中可能对家庭成员健康的潜在威胁,并通过适当的咨询干预使之及时化解,改善其家庭功能;也要善于动员家庭资源,协助对疾病的诊断与管理。发展适合我国国情的家庭评估和干预工具,是今后若干后内的重要课题。

　　全科医生若能很好地遵循以家庭为单位的照顾原则,能大大提高其健康保健服务的水平,提高民众对全科医生的信任度。通过家庭调查,可能发现一些漏述的病史,真正的病因,甚至发现就诊者以外真正的"病人",从而找到有针对性的干预方法。

八、以社区为基础的照顾

　　全科医疗是立足于社区的卫生服务,其特征表现为:第一,社区的概念体现于地域和人群,即以一定的地域为基础、以该人群的卫生需求为导向,全科医疗服务内容与形式都应适合当地人群的需求,并充分利用社区资源,为社区民众提供服务;第二,把社区作为全科医学服务的一个特定对象,其目的是将社区居民的个体健康和群体健康照顾紧密结合、互相促进。全科医生的诊疗服务中,既要利用其对社区背景的熟悉去把握个别病人的相关问题,又要对从个体病人身上反映出来的群体问题有足够的认识与分析,从而通过群体性干预,提高健康保障、健康促进的水平,进而促进公共卫生事业的发展。

九、以预防为导向的照顾

　　全科医学倡导对个人、家庭和社区健康的整体负责与全程控制,因此必然引向"预防为主"思想的真正落实。全科医疗注重并实施"生命周期保健",根据服务对象生命周期的不同阶段中可能存在的危险因素和健康问题,提供一、二、三级预防。全科医生从事的预防多属于"临床预防",即在其日常临床诊疗活动中对服务对象及其家庭提供随时随地的个体化预防照顾;同时,各国还根据其需要与可能,由全科医生及其团队向公众提供规范的周期性健康检查。

　　健康与疾病是一个动态变化的过程,全科医生主要承担着健康期、无症状期、未分化期和临床早期及部分临床后期的预防工作,包括:①开展一级预防,如健康教育、健

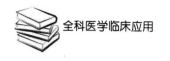

康促进、计划免疫等;②开展二级预防,如疾病筛检、个案发现、早期诊断等;③开展三级预防,如与专科医疗配合,积极防治并发症、进行康复训练、帮助病人带病维持日常生活、早日回归社会等。全科医生应将"预防性照顾"作为常规工作来作,主动评价服务对象的各种危险因素并提出预防措施建议。

十、遵循"生物—心理—社会医学模式"

19世纪以来,随着预防医学、流行病学、心理学、医学哲学、医学社会学等研究的进展,医学模式已从"生物医学模式"向"生物—心理—社会医学模式"转变,当今医学界已经越来越清楚地认识到,单纯以解剖学、生物化学、微生物学、生理学等生物科学知识来解释疾病、防治疾病是远远不够的,应当把人看作包括自然环境、社会环境在内的大生态系统的一个组成部分,从生物的、心理的、社会的诸多方面来综合考察人类的健康和疾病,并采用综合的措施开展防治疾病,促进健康和工作。全科医学所特有的整体论、系统论思维突破了传统的专科医学对待疾病的狭窄的还原论方法,强调并遵循从躯体、心理、社会等多方观察、认识和处理健康问题。

应该看到,伴随着社会经济的变化,基层医疗服务中面临的精神问题和身心疾患日益增多,全科医生经常使用各种生活压力量表检查和评价病人的心理社会问题,并全面了解其家庭和社会方面可能的支持力量,从整体上给予协调照顾。因此,生物-心理-社会医学模式已经成为全科医学服务中一套必需的、自然的程序。

十一、团队合作的工作方式

综上所述,全科医疗是综合性的医学照顾,仅仅依靠个人的力量是难以完成的,需要良好的团队合作,各种力量的相合配合,才能卓有成效地开展全科医学服务。全科医疗团队以全科医生为核心,与社区公共卫生医师、社区护士、康复医师、心理咨询师、口腔医师、中医师、理疗师、接诊员、社会工作者、护工人员等协调配合,共同完成改善个体与群体健康状况和生命质量、促进健康的工作。其中社区护士是全科医生完成社区家庭医疗工作的主要助手,其主要服务对象是需要在社区内长期接受服务的慢性病人、老年病人、出院病人及伤残人士等,服务内容包括家庭访视、家庭护理、患者教育、患者小组活动指导等,社区护士与全科医生的比例一般为2:1,甚至更多,即社区护士的人数应大大多于全科医生的人数。合作关系是多方面的,在基层医疗与各级各类医疗保健网络之间,存在着双向转诊和继续医学教育的合作关系;在基层医疗本身,则存在着门诊团队、社区团队、医疗-社会团队及康复团队等。

第二章　中医中药养生医学

养生就是根据生命发展的规律,采取能够保养身体,减少疾病,增进健康,延年益寿的手段,所进行的保健活动。

养生(又称摄生、道生)一词最早见于《庄子》内篇。所谓生,就是生命、生存、生长之意;所谓养,即保养、调养、培养、补养、护养之意。养生是通过养精神、调饮食、练形体、慎房事、适寒温等各种方法去实现的,是一种综合性的强身益寿活动。

中医养生学是在中医理论的指导下,探索和研究中国传统的颐养身心,增强体质,预防疾病,延年益寿的理论和方法,并用这种理论和方法指导人们保健活动的实用科学。

自古以来,人们把养生的理论和方法叫做"养生之道"。例如《素问·上古天真论》说:"上古之人,其知道者,法于阴阳,和于术数,食饮有节,起居有常,不妄作劳,故能形与神俱,而尽终其天年,度百岁乃去"。此处的"道",就是养生之道。能否健康长寿,不仅在于能否懂得养生之道,而更为重要的是能否把养生之道贯彻应用到日常生活中去。历代养生家由于各自的实践和体会不同,他们的养生之道在静神、动形、固精、调气、食养及药饵等方面各有侧重,各有所长。从学术流派来看,又有道家养生、儒家养生、医家养生、释家养生和武术家养生之分,他们都从不同角度阐述了养生理论和方法,丰富了养生学的内容。

在中医理论指导下,养生学吸取各学派之精华,提出了一系列养生原则。加形神共养、协调阴阳、顺应自然、饮食调养、谨慎起居、和调脏腑、通畅经络、节欲保精、益气调息、动静适宜等等,使养生活动有章可循、有法可依。例如,饮食养生强调食养、食节、食忌、食禁等;药物保健则注意药养、药治、药忌、药禁等;传统的运动养生更是功种繁多,如动功有太极拳、八段锦、易筋经、五离戏、保健功等,静功有放松功、内养功、强壮功、意气功、真气运行法等;动静结合功有空劲功、形神桩等,无论选学那种功法,只要练功得法,持之以恒,都可收到健身防病、益寿延年之效。针灸、按摩、推拿、拔火罐等,亦都方便易行,效果显著。诸如此类的方法不仅深受中国人民喜爱,而且远传世界各地,为全人类的保健事业作出了应有的贡献。

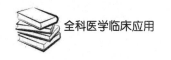

中医中药养生医学是从实践经验中总给出来的科学,是历代劳动人民智慧的结晶,它经历了五千年亿万次实践,由实践上升为理论,归纳出方法,又回到实践中去验证,如此循环往复不断丰富和发展,进而形成一门独立的学科。从内容上来看,中医养生学涉及现代科学中预防医学、心理医学、行为科学、医学保健、天文气象学、地理医学、社会医学等多学科领域,实际上它是多学科领域的综合,是当代生命科学中的实用学科。

中医中药养生医学以其博大精深的理论和丰富多彩的方法而闻名于世。它的形成和发展与数千年光辉灿烂的传统文化密切相关,因此具有独特的东方色彩和民族风格。自古以来,东方人、西方人对养生保健,都进行了长期的大量的实践和探讨。但由于各自的文化背景不同,其养生的观点也有差异。中医养生学是在中华民族文化为主体背景下发生发展起来的,故此有它自身特点,现略述其概要。

一、独特的理论体系

中医养生理论,都是以"天人相应""形神合一"的整体观念为出发点,去认识人体生命活动及其与自然、社会的关系。特别强调人与自然环境与社会环境的协调,讲究体内气化升降,以及心理与生理的协调一致。并用阴阳形气学说、脏腑经络理论来阐述人体生老病死的规律。尤其把精、气、神作为人体之三宝,作为养生保健的核心,进而确定了指导养生实践的种种原则,提出养生之道必须"法于阴阳,和于术数""起居有常"。即顺应自然,保护生机遵循自然变化的规律,使生命过程的节奏,随着时间、空间的移易和四时气候的改变而进行调整。

二、和谐适度的宗旨

养生保健必须整体协调,寓养生于日常生活之中,贯穿在衣、食、住、行、坐、卧之间,事事处处都有讲究。其中一个突出特点,就是和谐适度。使体内阴阳平衡,守其中正,保其冲和,则可健康长寿。例如,情绪保健要求不卑不亢,"不偏不倚",中和适度。又如,节制饮食、节欲保精、睡眠适度、形劳而不倦等,都体现了这种思想。晋代养生家葛洪提出"养生以不伤为本"的观点,不伤的关键即在于遵循自然及生命过程的变化规律,掌握适度,注意调节。

三、综合、辩证的调摄

人类健康长寿并非靠一朝一夕、一功一法的摄养就能实现的,而是要针对人体的各个方面,采取多种调养方法,持之以恒地进行审因施养,才能达到目的。因此,中医养生学一方面强调从自然环境到衣食住行,从生活爱好到精神卫生,从药饵强身到运动保健等,进行较为全面的、综合的防病保健。另一方面又十分重视按照不同情况区别对待,反对千篇一律、一个模式,而是针对各自的不同特点有的放矢,体现中医养生的动态整体平衡和审因施养的思想。历代养生家都主张养生要因人、因时、因地制宜,全面配合。例如,因年龄而异,注意分阶段养生;顺乎自然变化,四时养生;重视环境与健康长寿的关系,注意环境养生等。又如传统健身术的运用原则,提倡根据各自的需要,可分别选用动功、静功或动静结合之功,又可配合导引、按摩等法。这样,不但可补偏救弊、导气归经,有益寿延年之效,又有开发潜能和智慧之功,从而收到最佳摄生保健效果。

四、适应范围广泛

养生保健实可与每个人的一生相始终。人生自妊娠于母体之始,直至耄耋老年,每个年龄阶段都存在着养生的内容。人在未病之时,患病之际,病愈之后,都有养生的必要。不仅如此,对不同体质、不同性别、不同地区的人也都有相应的养生措施。因此,养生学的适应范围是非常广泛的。它应引起人们的高度重视,进行全面普及,提高养生保健的自觉性,把养生保健活动看作是人生活动的一个重要组成部分。

中医中药养生医学继承了传统中医学的理论和古代哲学思想的精华,以"天人相应"和"形神合一"的整体观为出发点.主张从综合分析的角度去看待生命和生命活动。养生方法以保持生命活动的动静互涵、平衡协调为基本准则。主张"正气为本",提倡"预防为主",强调辩证思想。要求人们用持之以恒的精神,自觉地、正确地运用养生保健的知识和方法,通过自养自疗,提高身体素质和抗衰防病的能力,达到延年益寿的目的。

第一节　生命

生命是具有生长、发育活力,并按自然规律发展变化的过程。"生、长、壮、老、已",是人类生命的自然规律。探索生命的规律,对于中医养生学来说,有着极为深远的意义。

一、生命的起源

《内经》认为,生命物质是宇宙中的"太虚元气",在天、地、日、月、水、火相互作用

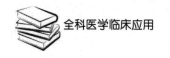

下,由无生命的物质演变化生出来的。天地之间所以有品类无限多样的物种,都是物质自己的运动和变化,在时间进行中形成的。《素问·天元纪大论》所说:"太虚寥廓,肇基化元……生生化化,品物咸章",就是这个意思。人是最高等的动物,但也不过是"物之一种",是从万物群生中分化出来的。所以《素问·宝命全记沦》说:"人以天地之气生,四时之法成"。

"人以天地之气生",是说人类生命的起源,源于天地日月,其中主要源于太阳的火和地球的水。太阳是生命能量的源泉,地球的水(凡其所溶解的各种营养物质)是生命形质的原料。有生命的万物必须依靠天上的太阳和地上的水才能生存,人类当然也不例外。

"四时之法成",是说人类还要适应四时阴阳变化的规律才能发育成长。因为人生天地之间,自然界中的一切运动变化、必然会直持或间接地对人体的内环境产生影响,而人体的内环境的平衡协调和人体外界环境的整体统一,是人体得以生存的基础。在正常情况下,通过人体内部的调节可使内环境与外界自然环境为变化相适应,保持正常的生理功能。如果人的活动违反自然变化的规律,或外界自然环境发生反常的剧变,而人体的调节功能又不能适应时,人体内、外环境的相对平衡都会遭到破坏而产生疾病。这说明"适者生存",仍是生物界不可逾越的客观规律。人类只有认识自然,才能更好地适应自然,改造自然,成为自然的主人。

二、生命的运动形式

《庄子·知北游》说:"人之生,气之聚也,聚则为生,散则为死"。这就是说,生命活动是自然界最根本的物质——气的聚、散、离、合运动的结果,生命是物质运动的形式。活着的人体,是一个运动变化着的人体。《素问·六微旨大论》进一步指出物质运动的基本形式是"升降出入""出入废则神机化灭,升降息则气立孤危,故非出入,则无以生长壮老已;非升降,则无以生长化收藏,是以升降出入,无器不有"。这就说明,只有运动,才能化生万物,宇宙间的一切物质,尽管有大小和生存的时间长短不同,但运动是一致的。

升降出入运动,是人体气化功能的基本形式,也是脏腑经络、阴阳气血矛盾的基本过程。因此,在生理上人体脏腑经络的功能活动无不依赖于气机的升降出入,如肺的宣发与肃降,脾的升清与胃的降浊,心肾的水火相济,都是气机升降出入运动的具体体现。在预防疾病方面,同样要保持人体气机升降正常,才能抗御邪气侵犯,免生疾病。

三、生命的维持和死亡

《素问·生气通天论》里说:"生之本,本于阴阳",这就是说,生命的根本,就是阴阳。究其原因，是由于"阳化气，阴成形"，而生命过程就是不断地化气与成形的过程，即有机体同外界进行不断的物质交换和能量交换的过程。化气与成形，是生命本质自身中的矛盾，两个对立面是不断斗争的，又是统一的。化气与成形，互为消长；任何一方的太过或不及，均可导致另一方受损。但二者又结合于生命的统一体内，互相依存，互相转化。阳气化为阴精，阴精又化为阳气，否则"孤阳不生，独阴不长"。

人之所以有生命，在于构成人体的"气"具有生命力。人体生命力的强弱，生命的寿夭，就在于元气的盛衰存在；新陈代谢的生化过程，称之为气化生理；生命的现象，本源于气机的升降出入等等，这都反映出气既是构成人体的基本物质，又是人体的生命动力。正因为气是生命活动的根本和动力。宋《圣济总录》提出："万物壮老，由气盛衰"的观点，并认为"人之有是形也，因气而荣，因气而病"。张景岳则反复强调气在防病延年中的重大意义，指出气是人体盛衰寿夭的根本。他说："盖以大地万物皆由气化；气存数亦存，气尽数亦尽，所以生者由乎此，所以死者亦由乎此，此气不可不宝，能宝其气，则延年之道也"。同样，精、血、津液亦是构成人体及促进人体生长发育的基本物质，如《灵枢·经脉》篇说："人始生，先成精，精成而脑髓生，骨为干、脉为营、筋为刚、肉为墙、皮肤坚而毛发长"，这就说明人体的产生必先从精始，由精而后生成身形五脏，皮肉筋骨脉等。不仅如此，人出生之后，犹赖阴精的充盈，从而维持人体的正常的生命活动，故《素问·金匮真言论》说："精者，身之本也"。若阴精充盈，则生命活动旺盛，身健少病；若阴精衰虚，则生命活动减退，早衰多病。

还有，生命的维持还依赖于神的健康，《灵枢·天年》说："失神者死，得神者生"。可见，神的得失关系到生命的存亡。从人体来说，神是机体生命活动的总称，整个人体生命活动的外在表现，无不属于神的范围。它包括精神意识，运动、知觉在内，以精血为物质基础，是气血阴阳对立的两个方面共同作用的产物。

综上所述，人体的生命活动，是以体内脏腑阴阳气血为依据的。脏腑阴阳气血平衡，人体才会健康无病，不易衰老，寿命才能得以延长。这就是《素问·生气通天论》中"阴平阳秘，精神乃治；阴阳离决，精气乃绝"的理论。

但有生必有死，这是不以人们的意志为转移的客观规律。恩格斯说："生命首先就在于：生命在每一瞬间食它自身，但却又是别的什么。所以生命也是存在于物体和过程本身中的不断自行产生和自行解决的矛盾；这一矛盾一停止，生命亦即停止，于是死就来到"。

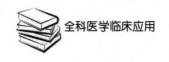

第二节 天年

一、天年的概念

"天年",是我国古代对人的寿命提出的一个有意义的命题。天年,就是天赋的年寿,即自然寿命。人的生命是有一定期限的。古代养生家、医家认为在百岁到百二十岁之间。如《素问·上古天真论》:"尽终其天年,度百岁乃去。";如《尚书·洪范篇》:"寿、百二十岁也",《养身论》亦说:"上寿百二十,古今所同"。此外,老子、王冰也都认为天年为120岁。西德著名学者 H. Franke 在 1971 年提出:"如果一个人既未患过疾病,又未遭到外源性因素的不良作用,则单纯性高龄老衰要到 120 岁才出现生理性死亡"。事实上,120 岁的天年期限与一般的长寿调查资料相符,自古至今超过这一生理极限的例子,也是不少的。

二、寿命

寿命是指从出生经过发育、成长、成熟、老化以至死亡前机体生存的时间,通常以年龄作为衡量寿命长短的尺度。

一般计算年龄的方法又可分为两种,一种是时间年龄,又称历法年龄,是指人出生以后经历多少时期的个体年龄,我国常配以生肖属性,以出生年份来计算其岁数,一般由虚岁或足岁计算年龄。另一种是生物学年龄,是表示随着时间的推移,其脏器的结构和功能发生演变和衰老情况。在生物学上又可分为生理年龄与解剖年龄。国外在确定退休准则时,设想应用生理年龄作为指标,可能比时间年龄更胜一筹。因为时间年龄和生物年龄是不完全相同的,前者取决于生长时期的长短,而后者取决于脏器功能及结构的变化过程。由于每个人的先天性遗传因素与后天性环境等因素不同,因此时间年龄和生物学年龄有时不完全相同。此外,还有"心理年龄",所谓"心理年龄"是指由社会因素和心理因素所造成的人的主观感受的老化程度。即主观感受年龄,也称"社会心理年龄",用以表示随着时间的推移,机体结构和功能的衰老程度。

由于人与人之间的寿命有一定的差别,因此在比较某个时期、某个地区或某个社会的人类寿命时,通常采用平均寿命。平均寿命常用来反映一个国家或一个社会的医学发展水平。

随着时代的发展,社会的进步,人类的寿命不断增长,但人类的寿命值究竟是多少？还是一个尚未彻底解决的问题。因为它与先天禀赋的强弱,后天的给养、居住条件、社会制度、经济状况、医疗卫生条件、环境、气候、体力劳动、个人卫生等多种因素的影响有关。

三、健康人的生理特征

迄今为止,人们发现,影响人类尽终其天年的因素虽然很多,但有两个是非常重要的,其一是衰老;其二是疾病。那么,推迟衰老的到来,防止疾病的产生是延年益寿的重要途径。因此,研究健康人的生理特征,就显得很有必要。一般地说,一个健康无病,没有衰老的人,应该具备下列生理特征:

（一）生理健康特征

眼睛有神:眼睛是脏腑精气汇集之地,眼神的有无反映了脏腑的盛衰。因此,双目炯炯有神,是一个人健康的最明显表现。

呼吸微徐:微徐,是指呼吸从容不迫,不疾不徐。《难经》认为:"呼出心与肺,吸入肝与肾",说明呼吸与人体脏腑功能密切相关。

二便正常《素问·五脏别论》说:"魄门亦为五脏使,水谷不得久藏",是说经过肠胃消化后的糟粕不能藏的太久,久藏则大便秘结。而大便通畅则是健康的反映。小便是排除水液代谢后糟粕的主要途径,与肺、肾、膀胱等脏腑的关系极为密切。小便通利与否,直接关系着人体的功能活动。

脉象缓匀此指人的脉象要从容和缓,不疾不徐。"脉者,血之腑也",气血在脉道内运行,所以脉象的正常与否,能够反映气血的运行。

形体壮实:指皮肤润泽,肌腠致密,体格壮实,不肥胖,亦不过瘦。因为体胖与体瘦皆为病态,常常是某些疾病带来的后果。

面色红润:面色是五脏气血的外荣,而面色红润是五脏气血旺盛的表现。

牙齿坚固:因齿为骨之余,骨为肾所主,而肾为先天之本,所以牙齿坚固是先天之气旺盛的表现。

双耳聪敏:《灵枢·邪气脏腑病形篇》说:"十二经脉,三百六十五络……其别气走于耳而为听。"说明耳与全身组织器官有密切关系,若听力减退、迟钝、失听、是脏器功能衰退的表现。

腰腿灵便:肝主筋、肾主骨、腰为肾之腑、四肢关节之筋皆赖肝血以养,所以腰腿灵便、步履从容,则证明肝肾功能良好。

声音洪亮:声由气发,《素问·五脏生成篇》说;"诸气者,皆属于肺",声音洪亮,反

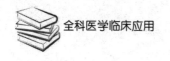

映肺的功能良好。

须发润泽:发的生长与血有密切关系,故称"发为血之余"。同时,又依赖肾脏精气的充养。《素问·六节胜象论》说:"肾者……其华在发"。因此,头发的脱落、过早颁白,是一种早衰之象,反映肝血不足,肾精亏损。

食欲正常:中医学认为,"有胃气则生,无胃气则死",饮食的多少直接关系到脾胃的盛衰。食欲正常,则是健康的反映。

(二)心理健康特征

精神愉快:《素问·举痛论》说:"喜则气和志达,营卫通利",可见良好的精神状态,是健康的重要标志。七情和调、精神愉快,反映了脏腑功能良好。现代医学亦认为,人若精神恬静,大脑皮层的兴奋与抑制作用就能保持正常状态,从而发挥对整体的主导作用,自能内外协调,疾病就不易发生。

记忆良好:肾藏精、精生髓,而"脑为脑之海"。髓海充盈,则精力充沛,记忆力良好;反之肾气虚弱,不能化精生髓,则记忆力减退。

第三节　衰老

衰老是人类正常生命活动的自然规律,人类的肌体在生长发育完成之后,便逐渐进入衰老(或称衰退)的过程。探讨衰老的概念、原因和衰老时的生理、病理改变,以至防止衰老的措施,是十分重要的。

衰老可分为两类,即生理性衰老及病理性衰老。生理性衰老系指随年龄的增长到成熟期以后所出现的生理性退化,也就是人体在体质方面的年龄变化,这是一切生物的普遍规律。另一类为病理性衰老,即由于内在的或外在的原因使人体发生病理性变化,使衰老现象提前发生,这种衰老又称为早衰。

一、衰老的原因

中医学在对衰老原因的认识上,非常重视脏腑功能和精气神的作用,又很强调阴阳协调对人体健康的重要意义。兹简述如下。

1. 肾阳亏虚

肾为先天之本,人的生长发育衰老与肾脏的关系极为密切。《素问·上古天真论》中"女子七七""丈夫八八"的一段论述,即是以肾气的自然盛衰规律,来说明人体生长、发育、衰老的过程与先天禀赋的关系,从而提示衰老的关键在于肾气的盛衰。

肾属水,主藏精,为元气之本,一身阴阳生化之根。肾的盛衰影响着元气的盛衰和生化功能的强弱,肾虚则元气衰,元气衰则生化功能弱,人的衰老就会加速到来。

2. 脾胃虚衰

脾胃为后天之本,水谷皆入于胃,五脏六腑皆禀气于胃。若脾胃虚衰,饮食水谷不能被消化吸收,人体所需要的营养得不到及时补充,便会影响机体健康。从而加速衰老,甚至导致死亡。《内经》明确指出阳明为多气多血之经,而"阳明脉衰,面始焦、发始堕"是衰老的开始表现。

脾胃属土,为一身气机升降之中枢,脾胃健运,能使心肺之阳降,肝肾之阴升,而成天地交泰。若脾胃虚损,五脏之间升降失常,就会产生一系列的病变,从而影响健康长寿。

3. 心脏虚衰

心藏神,主血脉,《素问·灵兰秘典论》称其为"君主之官"。心为生命活动的主宰,协调脏腑、运行血脉。心气虚弱,会影响血脉的运行及神志功能,从而加速衰老,故中医养生学尤其重视保护心脏。认为"主明则下安,以此养生则寿,……主不明则十二官危"。

4. 肝脏衰惫

肝藏血,主疏泄,在体为筋,关系到人体气机的调畅,具有贮存和调节血量的作用。如《素问·上古天真论》说:"七八,肝气衰,筋不能动",即说明人体衰老的标志之一——活动障碍,是由肝虚而引起的。

5. 肺脏衰弱

肺主一身之气,《素问·六节藏象论》说:"肺者,气之本"。肺气衰,全身机能都会受到影响,出现不耐劳作,呼吸及血液循环功能逐渐减退等衰老表现。

6. 精气衰竭

精气是人体生命活动的基础,人的四肢、九窍和内脏的活动以及人的精神思维意识,都是以精气为源泉和动力的。因此,尽管人体衰老的因素繁多,表现复杂,但都必然伴随着精气的病变,精气虚则邪凑之,邪势猖獗则精损之,如此恶性循环则病留之。《素问·阴阳应象大论》曰:"年四十,而阴气自半也,起居衰矣;年五十,体重、耳目不聪明矣;年六十,阴痿、气大衰、九窍不利、下虚上实、涕泣俱出矣"。具体阐述了由于阴精阳气的亏损,人体会发生一系列衰老的变化。

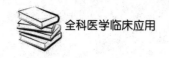

7. 阴阳失调

阴阳的盛衰是决定寿命长短的关键,保持阴阳运动平衡状态是延年益寿的根本。《素问·阴阳应象大论》中就明确指出人的衰老同阴阳失调有关,即"能知七损八益,则二者可调,不知用此,则早衰之节也"。可见,阴阳失调能导致衰老,而调节阴阳就有抗衰老的作用,人到中年以后,由于阴阳平衡失调,机体即可受到各种致病因严的侵袭,从而疾病丛生,出现衰老。

二、早衰的原因

(一)社会因素

《素问·疏五过论》指出:"故贵脱势,虽不中邪,精神内伤,身必败亡"。由于社会地位的急剧变化,会给人带来精神和形体的衰老。

现代医学研究表明,很多精神疾病和躯体疾病,都与激烈的竞争,过度紧张的社会生活有直接关系,如美国综合医院门诊部对病人进行随机研究,发现65%的病人,与社会逆境、失业、工作不顺利、家庭不和等因素有关。不合理的社会制度、恶劣的社会习俗、落后的意识形态,以及人与人之间种种斗争矛盾等,都可使人体代谢功能紊乱,导致早衰。

(二)自然环境

《素问·五常政大论》中指出:"高者其气寿,下者其气夭"。高,是指空气清新,气候寒冷的高山地区;下,是指平原地区。因为"高者气寒",生物生长缓慢,生长期长,寿命也就长。而"下者气热",生物生长较快,寿命就相应短促。

现代研究认为,自然环境对人体健康影响很大。当有害的环境因素长期作用于人体,或者超过一定限度,就要危害健康,促进早衰。如空气污染造成空气中过氧化物增加,衰老是和体内过氧化脂质的生成同时发展的。此外,污染的空气中可含有功多的致癌物质,如苯肼蒽、肼苯胺、α-萘胺等。有些工业废水上百万吨倾入江湖,以致出现鱼类大量死亡;严重水污染造成人慢性铅、砷、镉中毒等。

(三)遗传因素

大量事实证明,人类的衰老和遗传有密切关系,因遗传特点不同,衰老速度也不一样。正如王充在《论衡·气寿篇》中所说:"强寿弱夭,谓禀气渥薄也……夫禀气渥则其体强,体强则寿命长;气薄则其体弱,体弱则命短,命短则多病寿短","先天责在父母",先天禀赋强则身体壮盛,精力充沛,不易变老。反之,先天禀赋弱则身体憔悴,精神萎靡,变老就提前或加速。

（四）七情太过

此指长期的精神刺激或突然受到剧烈的精神创伤,超过人体生理活动所能调节的范围,就会引起体内阴阳气血失调,脏腑经络的功能紊乱,从而导致疾病的发生,促进衰老的来临。我国民间有"笑一笑,十年少","愁一愁,白了头"的谚语,就是这个道理。正如《吕氏春秋》中所说的:"年寿得长者,非短而缓之也,毕其数也。毕数在乎去害。何谓去害……大喜、大恐、大忧、大怒、大衰,五者损神则生害矣"。

（五）劳逸失度

《素问·上古天真论》曰:"以妄为常……故半百而衰也",这里明确指出,把妄作妄为当作正常的生活规律,只活到五十岁就已显得很衰老了。所谓妄作妄为,是指错误的生活方式,它包括范围很广,如劳伤过度,房劳过度,过于安逸等等。

第四节　天人相应

人生天地之间,宇宙之中,一切生命活动与大自然息息相关,这就是"天人相应"的思想。

一、生气通天

人与自然具有相通、相应的关系,不论四时气候,昼夜晨昏,还是日月运行,地理环境,各种变化都会对人体产生影响。

（一）四时变化与人体的关系

自然界四时气候变化对生物和人体的影响食最大的,而且是多方面的。

1. 四时与情志

人的情志变化是与四时变化密切相关的。所以《素问》有"四气调神"之论。《黄帝内经直解》指出:"四气调神者,随着春夏秋冬四时之气,调肝心脾肺肾五脏之神志也"。这就明确告诉人们,调摄精神,要遵照自然界生长收藏的变化规律,才能达到阴阳的相对平衡。

2. 四时与气血

《素问·八正神明论》说:"天温日明,则人血津液而卫气浮,故血易泻,气易行,天寒日阴,则人血凝泣而卫气沉"。《灵枢·五癃津液别篇》说:"天暑腠理开故汗出……无寒则腠理闭,气湿不行,水下留于膀胱,则为溺与气"。这说明,春夏阳气发泄,气血

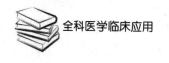

易趋向于表,故皮肤松弛,疏泄多汗等;秋冬阳气收藏,气血易趋向于里,表现为皮肤致密少汗多溺等。

3.四时与脏腑经络

自然界四时阴阳与人体五脏在生理和病理上有密切关系。故《内经》有"肝旺于春""心旺于夏""脾旺于长夏""肺旺于秋""肾旺于冬"之治。《素问·四时刺逆从论》又指出:"春气在经脉,夏气在孙络,长夏在肌肉,秋气在皮肤,冬气在骨髓中"。说明经气运行随季节而发生变化。所以,要根据四时变化,五行生克制化之规律,保养五脏,进行针灸保健治疗。

4.四时与发病

四时气候有异,每一季节各有不同特点,因此除了一般疾病外,还有些季节性多发病。例如。春季多温病,秋季多疟疾等。《素问·金匮真言论》说:"故春善病鼽衄,仲夏善病胸胁,长夏善病洞泄寒中,秋善病风疟,冬善病痹厥"。此外,某些慢性宿疾,往往与季节变化和节气交换发作或增剧。例如,心肌梗死、冠心病、气管炎、肺气肿等常在秋末冬初和气候突变时发作,精神分裂症易在春秋季发作,青光眼好发于冬季等。掌握和了解四季与疾病的关系以及疾病的流行情况,对防病保健是有一定价值的。

(二)昼夜晨昏与人体的关系

一天之内随昼夜阴阳消长进退,人的新陈代谢也发生相应的改变。《灵枢·顺气一日分十四时》说:"以一日分为四时,朝则为春、日中为夏、日人为秋、夜半为冬"。虽然昼夜寒温变化的幅度并没有像四季那样明显,但对人体仍有一定的影响。所以《素问·生气通天论》说:"故阳气者,一日而主外,平旦人气生,日中而阳气隆,日西而阳气已虚,气门乃闭"。说明人体阳气白天多趋向于表,夜晚多趋向于里。由于人体阳气有昼夜的周期变化,所以对人体病理变化亦有直接影响。正如《灵枢·顺气一日分为四时》说:"夫百病者,多以旦慧、昼安、夕加、夜甚……朝则人气始生,病气衰,故旦慧;日中人气长,长则胜邪,故安;夕则人气始衰,邪气始生,故加;夜半人气入脏,邪气独居于身,故甚也"。现代科学实践证明,正常小鼠血清溶菌酶含量和白细胞的总数,表现为白天逐渐升高,夜晚降低的昼夜节律性变化,这正是中医的生气通天说的内容之一。根据此理论,人们可以利用阳气的日节律,安排工作、学习,发挥人类的智慧和潜能,以求达到最佳的效果。同时,还可以指导人类的日常生活安排,提高人体适应自然环境的能力,使之为人类养生服务。

(三)日月星辰和人体的关系

人体的生物节律不仅受太阳的影响,而且还受月亮盈亏的影响。《素问·八正神明论》说："月始生,则血气始精,卫气始行;月郭满,则血气实,肌肉坚;月郭空,则肌肉减,经络虚,卫气去,形独居",这说明人体生理的气血盛衰与月亮盈亏直接相关,故《素问·八正神明论》又指出:"月生无泻,月满无补,月郭空无治"的原则。这是因为人体的大部分是由液体组成,月球吸引力就像引起海洋潮汐那样对人体中的体液发生作用,这就叫做生物潮。它随着月相的盈亏,对人体产生不同影响。满月时,人头部气血最充实,内分泌最旺盛,容易激动。现代医学研究证实,妇女的月经周期变化、体温、激素、性器官状态、免疫功能和心理状态等都以一月为周期。正如《妇人良方》中指出的:"经血盈亏,应时而下,常以三旬一见,以象月则盈亏也"。婴儿的出生也受月相影响,月圆出生率最高,新月前后最低。月相变化为何对人体产生影响呢？美国精神病学家利伯解释为:人体的每个细胞就像微型的太阳系,具有微弱的电磁场,月亮产生的强大的电磁力能影响人的荷尔蒙、体液和兴奋神经的电解质的复杂平衡,这就引起了人的情绪和生理相应变化。

(四)地理环境与人体的关系

地理环境的不同和地区气候的差异,在一定程度上,也影响着人体的生理活动。例如,南方多湿热,人体腠理多疏松;北方多燥寒,人体腠理多致密。若一旦易地而居,需要一个适应过程。《素问·异法方宜论》以:"东方之域……其民皆黑色疏理。其病皆为痈疡,其治宜砭石……西方者……其民华食而脂肥,故邪不能伤其形体,其病生于内,其治宜毒药……北方者……其民乐野处而乳食,脏寒生满病,其治宜灸(火芮)……南方者……其民嗜酸而食(月付),故其民皆致理而赤色,其病挛痹,其治宜微针……中央者……其民食杂而不劳,其病多痿厥寒热,其治宜导引按蹻"。这些论述的基本精神是,由于地域环境的不同,人们的体质和疾病情况也不一样。因此,要根据具体情况,做出不同的处理。

综上所述,中医养生学在"生气通天"的观念指导下,把人体看成是与天相应相通的,精气神三位一体的、以五脏为核心的有机整体。人的生命活动与天地大自然是密切联系在一起的。

二、顺应自然和主观能动作用

天地、四时、万物对人的生命活动都要产生影响,使人体产生生理或病理的反应。在这个自然界的大系统中要想求得自身平衡,首先是顺应自然规律,利用各种条件为自身服务。顺应自然包括两方面的内容。一是遵循自然界正常的变化规律,二是慎防异常自然变化的影响。

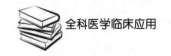

　　顺应四时气候变化规律，是养生保健的重要环节。故《灵枢·本神》指出："智者之养生也，必顺四时而适寒暑，和喜怒而安居处，节阴阳而调刚柔，如是辟邪不至，长生久视"，《吕氏春秋·尽数》亦指出："天生阴阳寒暑燥湿，四时之化，万物之变，莫不为利，莫不为害。圣人察阴阳之宜，辨万物之利，以便生，故精神安乎形，而寿长焉"。这就是说，顺应自然规律并非被动的适应，而是采取积极主动的态度，首先要掌握自然变化的规律，以期防御外邪的侵袭。因此，中医养生学的"天人相应"观体现了以人为中心的环境观念和生态观念的思想。它一方面强调适应自然，另一方面则强调天人相分，突出人的主观能动作用。

　　古代哲学家最早揭示人的卓越位置的是老子。他在《道德经》中说："故道大，天大，地大，人亦大。域中有四大，而人居其一焉"。荀子更进一步指出："水火有气而无生，草木有生而无知，禽兽有知而无义，人有生有知亦且有义，故最为天下贵也"（《荀子·王制》）。"有义"，指思想行为符合一定的标准。这是人类所特有的，所以人"最为天下贵"。《素问·宝命全形论》亦说："天覆地载，万物悉备，莫贵于人"，《灵枢·玉版》则指出："人者，天地之镇也"。万物之中，只有人类最为宝贵，只有人类能够征服自然。它把《白虎通》听说的"天之为言镇也，居之理下，为人镇也"的观点做了明确的修正，突出了人的主观能动作用。正是这种思想文化环境为养生实践提供了认识方法和思想基础。例如道教经典《太平经》反复论及重命养身、乐生恶死的主张。指出："人居天地之间，人人得壹生，不得重生也"，所以要珍惜生命。"人最善者，莫若常欲乐生"，为此又提出了"自爱自好"的养生说，"人欲去凶而远害，得长寿者，本当保知自爱自好自亲，以此自养，乃可无凶害也"。只有通过自我养护和锻炼。才能得到长寿。应该承认，这是一种积极的养生观念。它与那种将生死寿夭归结为"天命"的观点比较起来，充满了可贵的奋斗精神，为中国养生学的发生、发展提供了良好的基础。

　　道家很多经典著作中，都提出修身养性、延年益寿为第一要旨的思想。正是在这一思想基础上，提出了中国古代养生史上一个响亮的口号——"我命在我不在天"（《抱朴子内篇·黄白》）。强调生命之存亡、年寿之长短，不是决定于天命，而是取决于自身。这一口号包含着一种积极主动的人生态度，在养生史上产生过巨大的影响和深远的意义。后世的养生家在这种充分发挥人的主观能动性，以主动进取的精神去探索和追求人类的健康长寿，争取把握自身生命自由的思想影响下，促使他们多方采撷、创造了许多养生方术，如食养、服气、外丹、内丹、房中术等。尽管有时走入歧途，但为探索延年益寿积累了一定经验。以人为核心的生态观念，有一个鲜明的思想特征。即，事实上，人不仅可以认识自然，更可以利用、改造、保护自然，建立起更加有利于健康长寿的自然环境,造福于人类。

三、人与社会的统一观

《内经》主张:"上知天文,下知地理,中知人事,可以长久",这里明确把天文、地理、人事作为一个整体看待。人不仅是自然的一部分,而且是社会的一部分,不仅有自然属性,更重要的还有社会属性。人体和自然环境是辩证的统一,人体和社会环境也是辩证的统一。所谓社会环境,包括社会政治、社会生产力、生产关系、经济条件、劳动条件、卫生条件、生活方式以及文化教育、家庭结交等各种社会联系。社会环境一方面供给人们所需要的物质生活资料,满足人们的生理需要,另一方面又形成和制约着人的心理活动,影响着人们生理和心理上的动态平衡。一旦人体——社会稳态失调,就可以导致疾病。因此,医学和疾病与社会状况有密切关系。

社会的各种因素都可以通过情绪的中介和机体功能的失调引起疾病。随着医学模式的演变,社会医学、心身医学都取得了长足的进步,越来越显示出重视社会因素和心理保健对人类健康的重要性。当代社会的人口结构正在发生着重大变化,健康的标准有了新的改变,疾病谱也发生了变化。目前危害人类生命的是心血管病、脑血管病、癌症和意外死亡(车祸、自杀等),这四项的死亡人数占全年死亡人数的80%以上。据国内外大量的资料分析说明,这些病的致病与死亡原因多与社会因素、心理因素密切把关,这充分说明人类的疾病和健康是随着社会的发展变化而出现相应的变化。因为人是生活在社会中,社会的道德观念、经济状况、生活水平、生活方式、饮食起居、政治地位、人际关系等,都会对人的精神状态和身体素质产生直接影响。就人类寿命而言,历史发展的总趋势是随着科学的发展和社会的进步而增长。可见,防病保健并非单纯医学本身的问题,而是需要用社会学的基本理论和研究方法结合医学全面认识疾病,防治疾病,才能从根本上提高人类的健康水平。

第五节　形神合一

形神合一主要在于说明心理与生理的对立统一、精神与物质的对立统一、本质与现象的对立统一等。所谓形,指形体,即肌肉、血脉、筋骨、脏腑等组织器官是物质基础;所谓神,是指情志、意识、思维为特点的心理活动现象,以及生命活动的全部外在表现,是功能作用。二者的辩证关系是,相互依存、相互影响,密不可分的一个整体。神

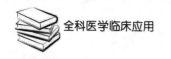

本于形而生,依附于形而存,形为神之基,神为形之主。

一、形神合一的生命观念

(一)神为生命之主

"形神合一"构成了人的生命,神是生命的主宰。人的生命活动概括起来可分为两大类:即以物质、能量代谢为主的生理性活动;另一类是精神性活动。在人体统一整体中,起统帅和协调作用的是心神。只有在心神的统帅调节下,生命活动才表现出各脏器组织的整体特性、整体功能、整体行为、整体规律,故《素问·灵兰秘典论》说:"凡此十二官者,不得相失也。故主明则下安,……主不明则十二官危,使道闭塞而不通,形乃大伤",也正如张景岳说:"神虽由精气化生,但统权精气而为运用之者,又在吾心之神"。人体不但自身各部分之间保持着密切的相互协调关系,而且与外界环境(自然环境、社会环境)也有着密切的联系。保持机体内外环境的相对平衡协调,也是靠"神"来实现的,故《素问·至真要大论》说:"天地之大纪,人神之通应也"。神动则气行,神注则气往,以意领气,驱邪防病,又是气功健身的道理所在。如《灵枢·本脏》所说:"志意者,所以御精神,收魂魄,适寒温,和喜怒者也。志意和则精神专直,魂魄不散,悔怒不起,五脏不受邪矣。寒温和则六腑化谷,风痹不作,经脉通利,肢节得安矣",神在机体卫外抗邪中起着主导作用。

人类的精神活动是相当复杂的,中医用"五神"(神魂魄意志)、"五志"(怒喜思忧恐)等概念加以概括,并在长期的生活实践和医疗实践的基础上,用"五行学说"与五脏联系起来,认为这些精神活动是脏腑的功能表现,而且都是在"心神"的主宰下进行的,所以故张景岳在《类经》中说:"人身之神,唯心所主,……此即吾身之元神也。外如魂魄志意五种五志之类,孰匪元神所化而统乎一心"。

(二)形为生命之基

神以形为物质基础,"形具"才能"神生"。战国思想家荀况在《荀子·天论》中说:"天职既立,天功既成,形具而神生"。这里的"天",是指自然界;"形"指人之形体;"神"指精神。其意为,人的形体及精神活动都是自然界的规律在起作用,自然界物质变化的必然结果,只要具备了人的形体结构,才能产生精神活动。《内经》对形体与精神关系的论述,如《灵枢·本神》说:"肝藏血,血舍魂""脾藏营,营舍意""心藏脉,脉舍神""肺藏气,气舍魄""肾藏精,精舍志"。这不仅阐明了精、气、营、血、脉是"五神"的物质基础,而且说明了五脏的生理功能与"五神"活动的关系。五脏藏精化气生神,神接受外界刺激而生情,神活动于内,情表现于外,这就是五脏与神、情的密切关系。

中医养生学把精气神视为人生"三宝",强调精、气、营、卫、血、津液等精微,是"神"活动的物质基础。《素问·上古天真论》指出:"积精"可以"全神",陶弘景《养性延命录》说:"神者精也,保精则神明,神明则长生",精的盈亏关系到神的盛衰,李东垣《脾胃论》说:"气乃神之祖,精乃气之子。气者,精神之根蒂也,大矣哉! 积气以成精,积精以全神",说明精气足才能使神的活动健全。《素问·八正神明论》说:"血气者,人之神,不可不谨养",《灵枢·平人绝谷》说:"血脉和利,精神乃居"。以上这些论述,都是强调血气精微是神活动的基础。人体的物质基础充盛,人之精神旺盛,故《素问·上古天真论》说;"形体不敝,精神不散"。因为精神思维活动需要大量的气血精微来供应,所以临床上认为劳神太过,则心血暗耗;心血亏虚,则神志不宁。神志不宁,外表出现各种心理活动异常。

(三) 生命存在的基本特征

从本原上说,神生于形,但从作用上说,神又主宰形,形与神的对立统一,便形成了人体生命这一有机统一的整体。《灵枢·天年》篇说:"血气已和,营卫已通,五脏已成,神气舍心,魂魄毕具,乃成为人"。只有血气、五脏、精神、魂魄毕具,才会表现出生命力,才会是一个活体的人。同篇又说:"五脏皆虚,神气皆去,形骸独居而终矣",明确指出了死亡的概念就是形神分离。张景岳在《类经》中,进一步阐发了"形神合一"的生命观,他说:"人禀天地阴阳之气以生,借血肉以成其形,一气周流于其中以成其神,形神俱备,乃为全体"。可见,人体生命运动的特征,即是精神活动和生理活动的总体概括。

人生的生命活动是十分复杂的,以物质、能量代谢为特征的脏腑功能活动,和以脏腑的生理活动相应的高级精神活动(意识、思维、情感等)的协调统一,是在"心神"主导作用下完成的。现代研究表明,社会——心理因素并不是人类情绪变化的唯一刺激因素。自然现象的变化同样可以引起情绪发生相应变化。如四时更迭、月廓圆缺、颜色.声音、气味、食物等,都可作用于人体,使之发生情绪改变,进而影响人体生理活动。这说明人体的生理、心理活动是随时随地互相转化,相互影响,有机地统一在一起的。"形神合一"的生命观的具体内容,为中医养生学奠定了坚实的理论基础。并长期有效地指导着中医的临床实践,且为现代科学进一个弄清生命的本质,提供了可贵的线索。

二、形神共养

形神共养,即不仅要注意形体的保养,而且还要注意精神的摄养,使得形体健壮,

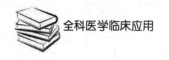

精力充沛,二者相辅相成,相得益彰,从而身体和精神都得到均衡统一的发展。中医养生学的养生方法很多,但从本质上看,归纳起来,不外"养神"与"养形"两大部分,即所谓"守神全形"和"保形全神"。

(一)守神全形

在形神关系中,"神"起着主导作用,"神明则形安"。故中医养生观是以"调神"为第一要义,养生必须充分重视"神"的调养。调神摄生的内容很丰富,可以从多方面入手。①清静养神:精神情志保持淡泊宁静状态,减少名利和物质欲望,和情畅志,协调七情活动,使之平和无过极。②四气调神:顺应一年四季阴阳之变调节精神,使精神活动与五脏四时阴阳关系相协调。③气功练神:通过调身、调心、调息三个主要环节,对神志、脏腑进行自我锻炼。④节欲养神:虽说性欲乃阴阳自然之道,但过度则伤精耗神、节欲可保精全神。⑤修性怡神:通过多种有意义的活动,如绘画、书法、音乐、下棋、雕刻、种花、集邮、垂钓、旅游等,培养自己的情趣爱好,使精神有所寄托,并能陶冶情感,从而起到怡情养性、调神健身的作用。总之,守神而全形,就是从"调神"入手,保护和增强心理健康以及形体健康,达到调神和强身的统一。

(二)保形全神

形体是人体生命存在的基础,有了形体,才有生命,有了生命才能产生精神活动和具有生理功能。因此,保养形体是非常重要的。张景岳说:"形伤则神气为之消","善养生者,可不先养此形以为神明之宅;善治病者,可不先治此形以为兴复之基乎"?这很着重强调神依附形而存在,形盛则神旺,形衰则神表,形体衰亡,生命便可告终。如何做好保形全神呢?人体形体要不断地从自然界获取生存的物质,进行新陈代谢,维持人体生命活动。"保形"重在保养精血,《景岳全书》说:"精血即形也,形即精血",《素问·阴阳应象大论》指出:"形不足者,温之以气,精不足者,补之以味"。阳气虚损,要温补阳气,阴气不足者,要滋养精血。可用药物调林及饮养,以保养形体。此外,人体本身就还自然界一个组成部分。因此,保养身体必须遵循自然规律,做到生活规律、饮食有节、劳逸适度、避其外邪、坚持锻炼等,才能有效地增强体质,促进健康。

养神和养形有着密切的关系,二者不可偏废,要同时进行。"守神全形"和"保形全神",是在"形神合一"论推导下,对立统一规律在养生学中的运用,其目的是为了达到"形与神俱,而尽终其天年"。

第六节　动静互涵

一、动静互涵的概念

动和静,是物质运动的两个方面或两种不同表现形式。人体生命运动始终保持着动静和谐的状态,维持着动静对立统一的整体性,从而保证了人体正常的生理活动功能。《周易》说:"一阴一阳之谓道","刚柔者,立本者也"。宇宙间的一切事物的变化,无不是阴阳相互对应的作用,在阴阳交错的往来中,阴退阳进,阳隐阴显,相互作用,相反相成,生化不息。王夫之《周易外传》说:"动静互涵,以为万变之宗"。辩证法认为,孤阳不生,独阴不长。故阴阳互涵互根是宇宙万物的根本法则,也是生命活动的要谛。《思问录》谓:"太极动而生阳,动之动也;静而生阴,动之静也","方动即静,方静旋动,静即含动,动不舍静","静者静动,非不动也"。又《张子正蒙注》说:"动而不离乎静之存,静而皆备其动之理,敦诚不息,则化不可测。"这就是说"动"不离"静","静"不离"动","动静"相对立,而又相互依存。因此,无论只承认运动或者只承认静止的观点都是不对的。所以王夫之又说:"流俗滞于物以为实,遂于动而不返,异端虚则丧实,静则废动,皆违性而失其神也"(《张子正蒙注》)。只承认一方面而否认另一方面,把运动和静止割裂开来,都是违反事物运动变化的本质的。朱熹亦明确指出:"静者,养动之根,动者所以行其静"。动与静互为其根.无静不能动,无动不能静,阴静之中已有阳动之根,阳动之中自有阴静之理,说明动静是一个不可分割的整体。古代哲学认为,既无绝对之静,亦无绝对之动。"动静"即言运动,但动不等于动而无静,静亦不等于静止,而是动中包含着静,静中又蕴伏着动,动静相互为用,才促进了生命体的发生发展,运动变化。

二、生命体的动静统一观

生命体的发展变化,始终处在一个动静相对平衡的自身更新状态中。事物在平衡、安静状态下,其内部运动变化并未停止。当达到一定程度时,平衡就要破坏而呈现出新的生灭变化。正如《素问·六微旨大论》所言:"岐伯曰:成败倚伏生乎动,动而不已,则变作矣。帝曰:有期乎?岐伯曰:不生不化,静之期也。帝曰:不生不化乎?岐伯曰:出入废则神机化灭,升降息则气立孤危。故非出入,则无以生长壮老已;非升降,则无以生长化收藏"。这里清楚论述了动和静的辩证关系,并指出了升降出入是宇宙万

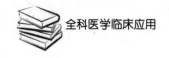

物自身变化的普遍规律。人体生命活动也正是合理地顺应万物的自然之性。周述官说："人身,阴阳也;阴阳,动静也。动静合一,气血和畅,百病不生,乃得尽其天年"(《增演易筋洗髓·内功图说》)。由此可见,人体的生理活动、病理变化、诊断治疗、预防保健等,都可以用生命体的动静对立统一观点去认识问题、分析问题、指导实践。

从生理而言,阴成形主静,是人体的营养物质的根源;阳化气主动,是人体的运动原动力。形属阴主净,代表物质结构,是生命的基础;气属阳主动,代表生理功能,是生命力的反映。就具体的脏腑功能亦是如此,例如心属火,主动;肾属水,主静。只有"水火既济""心肾相交",才能保持正常生理状态。实际上,人体有关饮食的吸收、运化、水液的环流代谢、气血的循环贯注、化物的传导排泄,其物质和功能的相互转化等,都是在机体内脏功能动静协调之下完成的。因此,保持适当的动静协调状态,才能促进和提高机体内部的"吐故纳新"的活动,使各器官充满活力,从而推迟各器官的衰老改变。

从病理而讲,不论是"六淫"所伤,还是"七情"所致的病理变化,都是因为人体升降出入的运动形式发生障碍,导致体内阴阳动静失去了相对平衡协调,出现了阴阳的偏盛偏衰的结果。

三、动静结合的摄生保健

运动和静养是中国传统养生防病的重要原则。"生命在于运动"是人所共知的保健格言,它说明运动能锻炼人体各组织器官的功能,促进新陈代谢可以增强体质,防止早衰。但并不表明运动越多越好,运动量越大越好。也有人提出"生命在于静止"。认为躯体和思想的高度静止,是养生的根本大法,突出说明了以静养生的思想更符合人体生命的内在规律。以动静来划分我国古代养生学派,老庄学派强调静以养生,重在养神;以《吕氏春秋》为代表的一派,主张动以养生,重在养形。他们从各自不同的侧面,对古代养生学做出了巨大的贡献。他们在养生方法上虽然各有侧重,但本质上都提倡动静结合,形神共养。只有做到动静兼修,动静适宜,才能"形与神俱"达到养生的目的。

(一)静以养神

我国历代养生家十分重视神与人体健康的关系,认为神气清静,可致健康长寿。由于"神"有易动难静的特点,"神"有任万物而理万机的作用,常处于易动难静的状态,故情静养神就显得特别重要。老子认为"静为躁君",主张"致虚极,宁静笃"。即要尽量排除杂念,以达到心境宁静状态。《内经》从医学角度提出了"恬淡虚无"的摄生防病的思想。后世的很多养生家对"去欲"以养心神的认识，无论在理论和方法上都有深化和发展。三国的嵇康，唐代的孙思邈，明代万全等都有精辟的论述。清代的曹庭栋在总结前人静养思想的基础上，赋予"静神"新的内容。他说："心不可无所用，非必如槁木，如死灰，方为养生之道"，"静时固戒动，动而不妄动，亦静也"。曹氏对"静神"的解释使清静养神思想前进了一大步。"静神"实指精神专一，屏除杂念及神用不过。正常用心，能"思索生知"，对强神健脑会大有益处。但心动太过，精血俱耗，神气失养而不内守，则可引起脏腑和机体病变。静神养生的方法也是多方面的，如少私寡欲、调摄情志、顺应四时、常练静功等。就以练静功而言，其健身机制却体现出"由动入静""静中有动""以静制动""动静结合"的整体思想。带练静功有益于精神内守，而静神又是气功锻炼的前提和基础。

（二）动以养形

形体的动静状态与精气神的生理功能状态有着密切关系，静而乏动则易导致精气郁滞、气血凝结，久即损寿。所以，《吕氏春秋·达郁》说："形不动则精不流，精不流则气郁"，《寿世保元》说："养生之道，不欲食后便卧及终日稳坐，皆能凝结气血，久则损寿"。运动可促进精气流通，气血畅达，增强抗御病邪能力，提高生命力，故张子和强调"惟以血气流通为贵"（《儒门事亲》）。适当运动不仅能锻炼肌肉、四肢等形体组织，还可增强脾胃的健运功能，促进食物消化输布。华佗指出："动摇则谷气得消，血脉流通，病不得生"。脾胃健旺，气血生化之源充足，故健康长寿。动形的方法，多种多样，如劳动、舞蹈、散步、导引、按蹻等，以动形调和气血，疏通经络、通利九窍、防病健身。

（三）动静适宜

《类经附翼·医易》说："天下之万理，出于一动一静"。我国古代养生家们一直很重视动静适宜，主张动静结合、刚柔相济。动为健，静为康，动以养形，静以养气，柔动生精，精中生气，气中生精，是相辅相成的。实践证明，能将动和静，劳和逸，紧张和松弛。这些既矛盾又统一的关系处理得当，协调有方，则有利于养生。

从《内经》的"不妄作劳"，到孙思邈的"养性之道，常欲小劳"，都强调动静适度，从湖南马王堆出土竹简的导引图中的导引术，华佗的五禽戏，到后世的各种动功的特点，概括言之就是动中求静。动净适宜的原则，还突出了一个审时度势的辩证思想特点。从体力来说，体力强的人可以适当多动，体力较差的人可以少动，皆不得疲劳过度。从病情来说，病情较重、体质较弱的，可以静功为主，配合动功，随着体质的增强，

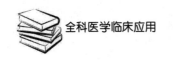

可逐步增加动功。从时间上来看,早晨先静后动,以便有益于一天的工作;晚上宜先动后静,有利于入睡。总之,心神欲静,形体欲动,只有把形与神、动和静有机结合起来,才能符合生命运动的客观规律,有益于强身防病。

第七节　协调平衡

所谓"协调",是指调节人体自身的生理功能状态,及其与外在环境之间的相互关系,所谓"平衡"有两层意思:一是指机体自身各部分间的正常生理功能的动态平衡;二是指机体功能与自然界物质交换过程中的相对平衡。协调平衡是中医养生学的重要理论之一。

一、协调平衡与生命活动

中医养生学从阴阳对立统一、相互依存的观点出发,认为脏腑、经络、气血津液等等,必须保持相对稳定和协调,才能维持"阴平阳秘"的正常生理状态,从而保证机体的生存。正如恩格斯所说:"物体相对静止的可能性,暂时平衡的可能性,是物质分化的根本条件,因而也是生命的根本条件"。为了求得这种"暂时平衡状态"的"生命的根本条件",保持人体阴阳的协调平衡就成为一条重要的养生法则。无论精神、饮食、起居的调摄,还是自我保健或药物的使用,都离不开阴阳协调平衡,以平为期的宗旨。

人体生命运动的过程也就是新陈代谢的过程。在这个过程中,人体内的多种多样的新陈代谢,都是通过阴阳协调完成的。体内的各种矛盾,诸如吸收与排泄、同化与异化、酶的生成与灭活、酸碱的产生和排泄等等,都在对立统一的运动中保持相对协调平衡,而且贯穿生命运动过程的始终,从而使体温、血糖、血脂、血中 pH 值等内环境因素都相对稳定在一定的生理范围内,保持人体本身阴阳动态平衡。与此同时,人体通过阴阳消长运动和自然界进行物质交换,摄取周围环境的物质,水、空气、食物等供应机体需要;又把机体所产生的废物排出体外,维持人与自然界的协调平衡。所以,人体就是一个阴阳运动协调平衡的统一整体,人生历程就是一个阴阳运动平衡的过程。

阳阳平衡是人体健康的必要条件。养生保健的根本任务,就是运用阴阳平衡规律,协调机体功能,达到内外协调平衡。人体复杂的生命活动是以五脏为主体,脏腑功能的综合反映。因此,首先要协调脏腑的生理功能,使其成为一个有机整体。在协调机体功能时,要特别注意情志平衡,喜、怒、忧、思、悲、恐、惊等情志过激,都可影响脏腑,造成脏腑功能失衡而滋生百病,而疾病又可反馈人的情志,造成恶性循环。因此,必须随时调整机体生理与外界环境的关系,才能维护其协调平衡的状态。

　　人体生命活动是有规律的,符合规律的运动就有利于生命的存在,违背了规律,则有害于生命。正常的运动在于机体"内在运动"与"外在运动"的和谐,运动的恰当及其相互间的协调一致。"内在运动",是指脏腑、气血精气的生理运动;"外在运动",是指脑力、体力活动和体育运动的总和。前者是维护生命的"供给性"运动,后者是保持生命活力的"耗性"运动。如果这种"供销"关系不协调,就会产生"生命危机",过度疲劳、疾病甚至死亡。大量的生活实践已证明,不适当的运动会破坏人体内外环境的平衡,加速人体某些器官的损害和一些生理功能失调,进而引起疾病,最终缩短人的生命过程。可见,任何运动都有各自的限度。这个限度即是《内经》所说的:"以平为期"。

二、协调平衡与保健功法

　　掌握生命活动的规律,围绕燮理阴阳进行养生保健,使其达到阴阳平衡,乃是中医养生理论的关键所在。正如《素问·至真要大论》所云:"谨察阴阳所在而调之,以平为期"。"以平为期",就是以保持阴阳的动态平衡为准则。中国的传统健身术和功法,都体现了这一思想,传统功法概括为:虚实、刚柔、吸斥、动静、开合、起落、放收、进退,称为八法。它完全符合阴阳变化之理,及"对立统一""协调平衡"的自然规律。太极拳运动更是把人体看成一个太极阴阳整体,主张虚中有实、实中有虚、刚柔相济、动静相兼,每个姿势和每个动作都体现相反相成、阴阳平衡的特点。可见,协调平衡是生命整体运动之核心。根据这一理论原则,很多学者进行了平衡保健研究,提出了新的养生保健方法,例如:

　　(一)元素平衡保健法

　　我国古代的五行学说认为,世界上的一切事物都是由木、火、土、金、水五种基本物质之间的运动变化而生成的,而且在五行之间存在着相生和相克的"生克制化"的联系,从而维持着自然界的生态平衡和人体生理的协调平衡。

　　现代研究认为,元素的形成、地球的形成和人类进化都是物质演化到某个阶段达到动态平衡的结果。根据物质演化规律认为,人类要健康长寿,就必须遵循物质交换的平衡协调的规律。现代医学研究证明:人的生命活动过程中,由于新陈代谢的不协调,可使体内某些元素积累过多,或某些元素不足,出现元素平衡失调,导致疾病和早衰。当前很多非感染性疾病,大多与元素平衡失调有关。例如,危害人类健康最大的

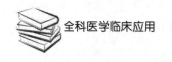

心血管病和癌症的产生与体内物质交换平衡失调密切相关。有些地方病,如甲状腺肿由于缺碘所致,克山病因缺硒所造成。医疗实践证明,科学地进行饮食保健,可有效地防治很多非感染性疾病。强化某些微量元素亦可预防或改善很多地方病的情况。平衡保健理论研究认为,在人生不同年龄阶段,要根根不同的生理特点,及时研究体内元素的平衡保健,开发、制作出相应的保健饮食,纠正体内元素的失调,维持体内各种元素的协调平衡,将会有益于人类的健康。

(二)交替运动平衡法

系统论和控制论研究认为,生命经常处于对称、协调、动态、稳定、平衡状态。人体的对称失调、失衡、失稳是导致人体生理功能低下和早衰、疾病的重要原因。因此,健康活力获得的关键,在于调节和调动自身生产的积极因素,克服对称失调,达到协调平衡,就能增进健康和长寿。根据相对医学的研究,有的学者提出交替运动锻炼保健法。此法是一种使人体各系统生理功能内部或生理功能之间交替进行锻炼以克服偏用偏废,达到自身协调平衡的健身运动方式。例如,"体脑交替",它既可使体力增进不衰,又可使脑力健旺;"动静交替",它可有效地调节人的全身脏器活动恢复正常平衡;"上下交替",可以增强机体的机敏性、灵活性、反应性,减少脑皿管疾病的发生;"左右交替",可以调节失衡的机体的生理功能,"前后交替",可以预防和治疗某些腰腿病,避免老年人下肢活动不灵,步态不稳。上述这些仅是举例,在日常生活中还有很多交替运动的内容。每个人可根据"寓交替运动于日常生活"中和自己的实际情况,随时随地运用实施。对于增进身体协调平衡能力和发挥人体生理潜力,将会大有裨益。

第八节 正气为本

中医养生学特别重视保养人体正气,增强生命活力和适应自然界的变化的能力,以达到健康长寿的目的。

一、正气是生命之根

人体疾病的发生和早衰的根本原因,就在于机体正气的虚衰。正气旺盛,是人体阴阳协调、气血充盈、脏腑经络功能正常、卫外固密的象征,是机比健壮的根本所在。因此,历代医家和养生家都非常重视护养人体正气。《寿亲养老新书》对保养人体正气做了概括:一者少言语,养内气;二者戒色欲,养精气;三者薄滋味,养血气;四者咽津液,养脏气;五者莫嗔怒,养肝气;六者美饮食,养胃气;七者少思虑,养心气……人体诸气得养,脏腑功能协调,使机体按一定规律生生化化,则正气旺盛,人之精力充沛,健康长寿;正气虚弱,则精神不振,多病早衰。一旦人体生理活动的动力源泉断绝,生命运动也就停止了。因此,保养正气乃是延年益寿之根本大法。

人体正气又是抵御外邪、防病健身和促进机体康复的最根本的要素,疾病的过程就是"正气"和"邪气"相互作用的结果。正气不足是机体功能失调产生疾病的根本原因。《素问·遗篇刺法论》说:"正气存内,邪不可干",《素问·评热病论》说:"邪之所凑,其气必虚"。《灵枢·百病始生篇》又进一步指出:"风雨寒热,不得虚邪,不能独伤人。卒然逢疾风暴雨而不病者,盖无虚,故邪不能独伤人。此必因虚邪之风,与其身形,两虚相得乃客其形",这些论述从正反两个方面阐明了中医的正虚发病观。就是说,正气充沛,虽有外邪侵犯,也能抵抗,而使机体免于生病,患病后亦能较快地康复。由此可知,中医养生学所指的"正气",实际上是维护人体健康的脏腑生理功能的动力和抵抗病邪的抗病能力,它包括了人体卫外功能、免疫功能、调节功能以及各种代偿功能等。正气充盛,可保持体内阴阳平衡,更好地适应外在变化,故保养正气是养生的根本任务。

二、保养正气重在脾肾

保养正气,就是保养精、气、神。从人体生理功能特点来看,保养精、气、神的根本,在于护养脾肾。《医宗必读·脾为后天之本论》说:"故善为医者,必责其本,而本有先天后天之辨。先天之本在肾,肾应北方之水,水为天一之源。后天之本在脾,脾应中宫之土,土为万物之母"。在生理上,脾肾二脏关系极为密切,先天生后天,后天充先天。脾气健运,必借肾阳之温煦;肾精充盈,有赖脾所化生的水谷精微的补养。要想维护人体生理功能的协调统一,保养脾肾至关重要。

(一)保精护肾

肾之精气主宰人体生命活动的全部过程。《图书编·肾脏说》云:"人之有肾,如树木有根",即明确指出肾精对健康长寿的重要性。扶正固本,多从肾入手,为此古人反复强调肾之精气的盛衰直接关系到人体衰老的速度。所以,历代养生家都把保精护肾作为抗衰老的基本措施。现代医学研究认为,肾与下视丘、垂体、肾上腺皮质、甲状腺、性腺,以及自主神经系统、免疫系统等,都有密切关系。肾虚者可导致这些方面功能紊乱,并能引起遗传装置的改变,从而广泛地影响机体多方面的功能,出现病理变化和早衰之象。临床大量资料报道都表明,性欲无节制,精血亏损太多,会造成身体虚弱,引起多种疾病,过早地衰老或夭亡。这说明重视"肾"的护养,对于防病、延寿、抗

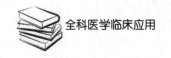

衰老是有积极意义的。至于调养肾精的方法,要从多方面入手,节欲保精、运动保健、导引补肾、按摩益肾、食疗补肾、药物调养等。通过调补肾气、肾精,可以协调其它脏腑的阴阳平衡。肾的精气充沛,有利于元气运行,增强身体的适应调节能力,更好地适应于自然。

（二）调养脾胃

脾胃为"后天之本","气血生化之源",故脾胃强弱是决定人之寿夭的重要因素。正如《景岳全书》说:"土气为万物之源,胃气为养生之主。胃强则强,胃弱则弱,有胃则生,无胃则死,是以养生家必当以脾胃为先"。《图书编·脏气脏德》说:"养脾者,养气也,养气者,养生之要也"。可见,脾胃健旺是人体健康长寿的基础。

脾胃为水谷之海,益气化生营血。人体机能活动的物质基础,营卫、气血、津液、精髓等,都是化生于脾胃,脾胃健旺,化源充足,脏腑功能强盛。脾胃是气机升降运动的枢纽,脾胃协调,可促进和调节机体新陈代谢,保证生命活动的协调平衡。人身元气是健康之本,脾胃则是元气之本。李东垣阐述:"人以脾胃中元气为本"的思想,提出了脾胃伤则元气衰,元气衰则人折寿的观点。所以,《脾胃论》说:"真气又名元气,乃先身生之精气,非胃气不能滋"。元气不充,则正气衰弱。东垣指出"内伤脾胃,百病丛生"。正说明脾胃虚衰正是生百病的主要原因,故调理脾胃、扶正益气也是预防保健的重要法则。

现代科学实验证明,调理脾胃,能有效地提高机体免疫功能,对整个机体状态加以调整,防衰抗老。从治疗学上来看,调理脾胃的应用范围十分广泛。它除了调治消化系统的疾病外,血液循环系统、神经系统、泌尿生殖系统、妇科、五官科等方面的多种疾患,都可以收到良好的效果。由此可知,脾胃是生命之本,健康之本,历代医家和养生家都一致重视脾胃的护养。调养脾胃的具体方法是极其丰富多彩的,如饮食调节、药物调养、精神调摄、针灸按摩、气功调养、起居劳逸调摄等等,皆可达到健运脾胃,调养后天,延年益寿的目的。

调理肾元,在于培补精气,协调阴阳;顾护脾胃,在于增强运化,弥补元气,二者相互促进,相得益彰。这是全身形、防早衰的重要途径。诚如《本草衍义总论》所言:"夫善养生者养内,不善养生者养外。养外者实外,以充快、悦泽、贪欲、恣情为务,殊不知外实则内虚也。善养者养内,使脏腑安和,三焦各守其位,饮食常适其实"。故庄周曰:"人之可畏者,衽席饮食之间,而不知为之戒也。若能常如人是畏谨,疾病何缘而起,寿考焉得不长?贤者造形而悟,愚者临病不知,诚可畏也"。这里"养内",即突出强调精血之养,重在脾肾,此为培补正气的大旨所在。

第三章　中医中药养生医学基本原则

　　为了便于掌握,中医养生学的理论,有必要予以总结和归纳,提出若干基本原则,用以指导养生实践。事实上,千百年来所产生的诸多形式的养生方法,正是遵循了这些基本原则。

第一节　协调脏腑

　　五脏间的协调,即是通过相互依赖,相互制约,生克制化的关系来实现的。有生有制,则可保持一种动态平衡,以保证生理活动的顺利进行。

　　脏腑的生理,以"藏""泻"有序为其特点。五脏是以化生和贮藏精、神、气、血、津液为主要生理功能;六腑是以受盛和传化水谷、排泄糟粕为其生理功能。藏、泻得宜,机体才有充足的营养来源,以保证生命活动的正常进行。任何一个环节发生了故障,都会影响整体生命活动而发生疾病。

　　脏腑协同在生理上的重要意义决定了其在养生中的作用。从养生角度而言,协调脏腑是通过一系列养生手段和措施来实现的。协调的含义大致有二:一是强化脏腑的协同作用,增强机体新陈代谢的活力。二是纠偏,当脏腑间偶有失和,及时予以调整,以纠正其偏差。这两方面内容,作为养生的指导原则之一,贯彻在各种养生方法之中,如:四时养生中强调春养肝、夏养心、长夏养脾、秋养肺、冬养肾;精神养生中强调情志舒畅,避免五志过极伤害五脏;饮食养生中强调五味调和,不可过偏等等,都是遵循协调脏腑这一指导原则而具体实施的。又如:运动养生中的"六字诀""八段锦""五禽戏"等功法,也都是以增强脏腑功能为目的而组编的。所以说,协调脏腑是养生学的指导原则之一,应予以足够重视。

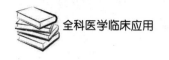

第二节　畅通经络

经络是气血运行的通道。只有经络通畅,气血才能川流不息地营运于全身。只有经络通畅,才能使脏腑相通、阴阳交贯,内外相通,从而养助腑、生气血、布津液.传糟粕、御精神,以确保生命活动顺利进行,新陈代谢旺盛。所以说,经络以通为用,经络通畅与生命活动息息相关。一旦经络阻滞,则影响脏腑协调,气血运行也受到阻碍。因此,《素问·调经论》说:"五脏之道,皆出于经隧,以行血气,血气不和,百病乃变化而生"。所以,畅通经络往往作为一条养生的指导原则,贯穿于各种养生方法之中。

畅通经络在养生方法中主要作用形式有二:一是活动筋骨,以求气血通畅。如:太极拳、五禽戏、八段锦、易筋经等,都是用动作达到所谓"动形以达郁"的锻炼目的。活动筋骨,则促使气血周流,经络畅通。气血脏腑调和,则身健而无病;二是开通任督二脉,营运大小周天。在气功导引法中,有开通任督二脉,营运大、小周天之说,任脉起于胞中,循行于胸、腹部正中线,总任一身之阴脉,可调节阴经气血;督脉亦起于胞中,下出会阴,沿脊柱里面上行,循行于背部正中,总督一身之阳脉,可调节阳经气血。任、督二脉的相互沟通,可使阴经、阳经的气血周流,互相交贯,《奇经八脉考》中指出:"任督二脉,此元气之所由生,真气之所由起"。因而,任督二脉相通,可促进真气的运行,协调阴阳经脉,增强新陈代谢的活力。由于任督二脉循行于胸腹、背,二脉相通,则气血运行如环周流,故在气功导引中称为"周天",因其仅限于任督二脉,并非全身经脉,故称为"小周天"。在小周天开通的基础上,周身诸经脉皆开通,则称为"大周天"。所以谓之开通,是因为在气功、导引诸法中,要通过意守、调息,以促使气血周流,打通经脉。一旦大、小周天能够通畅营运,则阴阳协调、气血平和、脏腑得养,精充、气足、神旺,故身体健壮而不病。开通任督二胎,营运大小周天其养生健身作用都是以畅通经络为基础的,由此也可以看出,畅通经络这一养生原则的重要意义。

第三节　清静养神

在机体新陈代谢过程中,各种生理功能都需要神的调节。故神极易耗伤而受损。因而,养神就显得尤为重要。《素问·病机气宜保命集》中指出:"神太用则劳,其藏在心,静以养之"。所谓"静以养之",主要是指静神不思、养而不用,即便用神,也要防止用神太过而言。《素问·痹论》中说:"静则神藏,躁则消亡",也是这个意思。静则百虑不思,神不过用,身心的清流有助于神气的潜腔内守。反之,神气地过用、躁动往往容易耗伤,会使身体健康受到影响。所以,《素问·上古天真论》中说:"精神内守,病安从来",强调了清静养神的养生保健意义。

清静养神是以养神为目的,以清静为大法。只有清静,神气方可内守。清静养神原则的运用归纳起来,大要不外有三。一是以清静为本,无忧无虑,静神而不用,即所谓"恬淡虚无"之态,其气即可绵绵而生;二是少思少虑,用神而有度,不过分劳耗心神,使神不过用,即《类修要诀》所谓:"少思虑以养其神";三是常乐观,和喜怒,无邪念妄想,用神而不躁动,专一而不杂,可安神定气,即《内经》所谓:"以恬愉为务"。这些养生原则,在传统养生法中均有所体现。如:调摄精神诸法中的少私寡欲,情志调节;休逸养生中的养性恬情;气功、导引中的意守、调息、入静;四时养生中的顺四时而养五脏;起居养生中的慎起居、调睡眠等等,均有清静养神的内容。

第四节 节欲葆精

由于精在生命活动中起着十分重要的作用,所以,要想使身体健康而无病,保持旺盛的生命力,养精则是十分重要的内容。《类经》明确指出:"善养生者,必宝其精,精盈则气盛,气盛则神全,神全则身健,身健则病少,神气坚强,老而益壮,皆本乎精也"。葆精的意义,于此可见。

葆精的另一方面含义,还在于保养肾精,也即狭义的"精"。男女生殖之精,是人体先天生命之源泉,不宜过分泄漏,如果纵情泄欲,会使精液枯竭,真气耗散而致未老先衰。《千金要方·养性》中指出:"精竭则身惫。故欲不节则精耗,精耗则气衰,气衰则病至,病至则身危"。告诫人们宜保养肾精,这是关系到机体健康和生命安危的大事。足以说明,精不可耗伤,养精方可强身益寿,作为养生的指导原则,其意义也正在于此。

欲达到养精的目的,必须抓住两个关键环节。其一为节欲。所谓节欲,是指对于男女间性欲要有节制,自然,男女之欲是正常生理要求,欲不可绝,亦不能禁,但要注意适度,不使太过,做到既不绝对禁欲,也不纵欲过度,即是节欲的真正含义。节欲可防止阴精的过分泄漏,保持精盈充盛,有利于身心健康。在中医养生法中,如房事保健、

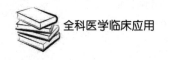

气功、导引等,均有节欲葆精的具体措施,也即是这一养生原则的具体体现。其二是保精,此指广义的精而言,精禀于先天,养于水谷而藏于五脏,若后天充盛,五脏安和,则精自然得养,故保精即是通过养五脏以不使其过伤,调情志以不使其过极,忌劳伤以不使其过耗,来达到养精保精的目的,也就是《素问·上古天真论》所说:"志闲而少欲,心安而不惧,形劳而不倦"。避免精气伤耗,即可保精。在传统养生法中,调摄情志,四时养生,起居养生等诸法中,均贯彻了这一养生原则。

第五节　调息养气

养气主要从两方面入手,一是保养元气,一是调畅气机。元气充足,则生命有活力,气机通畅,则机体健康。

保养正气,首先是顺四时、慎起居,如果人体能顺应四时变化,则可使阳气得到保护,不致耗伤。即《素问·生气通天论》所说:"苍天之气清静,则志意治,顺之则阳气固,虽有贼邪,弗能害也。此因时之序"。故四时养生、起居保健诸法,均以保养元气为主。

保养正气,多以培补后天,固护先天为基点,饮食营养以培补后天脾胃,使水谷精微充盛,以供养气。而节欲固精,避免劳伤,则是固护先天元气的方法措施。先天、后天充足,则正气得养,这是保养正气的又一方面。

此外,调情志可以避免正气耗伤,省言语可使气不过散,都是保养正气的措施。

至于调畅气机,则多以调息为主。《类经·摄生类》指出:"善养生者导息,此言养气当从呼吸也"。呼吸吐纳,可调理气息,畅通气机,宗气宣发,营卫周流,可促使气血流通。经脉通畅。故古有吐纳、胎息、气功诸法,重调息以养气。在调息的基础上,还有导引、按蹻、健身术以及针灸诸法。都是通过不同的方法,活动筋骨、激发经气、畅通经络,以促进气血周流,达到增强真气运行的作用,以旺盛新陈代谢活力。足以看出,在诸多养生方法中,都将养气作为一条基本原则之一,而具体予以实施,足见养气的重要。

第六节　综合调养

人是一个统一的有机体,无论哪一个环节发生了障碍,都会影响整体生命活动的正常进行。所以,养生必须从整体全局着眼,注意到生命活动的各个环节,全面考虑,综合调养。

综合调养的内容,不外着眼于人与自然的关系以及脏腑、经络、精神情志、气血等方面,具体说来,大致有:顺四时、慎起居、调饮食、戒色欲、调情志、动形体,以及针灸、推拿按摩、药物养生等诸方面内容。恰如李梴在《医学入门·保养说》中指出的:"避风寒以保其皮肤、六腑","节劳逸以保其筋骨五脏","戒色欲以养精,正思虑以养神","薄滋味以养血,寡言语以养气"。避风寒就是顺四时以养生,使机体内外功能协调;节劳逸就是指慎起居、防劳伤以养生,使脏腑协调;戒色欲、正思虑、薄滋味等,是指精、气、神的保养;动形体、针灸、推拿按摩,是调节经络、脏腑、气血,以使经络通畅、气血周流,脏腑协调;药物保健则是以药物为辅助作用,强壮身体、益寿延年。从上述各个不同方面,对机体进行全面调理保养,使机体内外协调,适应自然变化,增强抗病能力,避免出现失调、偏颇,达到人与自然、体内脏腑气血阴阳的平衡统一,便是综合调养。

综合调养作为养生的指导原则之一,主要是告诫人们养生要有整体观念。其要点大致如下,在具体运用时要注意以下几点:

1. 养宜适度

养生能使人增进健康,益寿延年。但在实际调养过程中,也要适度。无论哪种养生方法,适度是一个十分重要的问题。所谓适度,就是要恰到好处。简言之,就是养不可太过,也不可不及。过分注意保养,则会瞻前顾后,不知所措,稍劳则怕耗气伤神;稍有寒暑之变,便闭门不出,以为食养可益寿,便强食肥鲜;恐惧肥甘厚腻,而节食少餐,如此等等,虽然意求养生,但自己却因养之太过而受到约束,这也不敢,那也不行。不仅于健康无益,反而有害。所以,养生应该适度,按照生命活动的规律,做到合其常度,才能真正达到"尽终其天年"的目的。

2. 养勿过偏

综合调养亦应注意不要过偏。过偏大致有两种情况,一种情况是认为"补"即是养。于是,饮食则强调营养,食必进补;起居则强调安逸,以静养为第一;为求得益寿延年,还以补益药物为辅助。当然,食补、药补、静养都是养生的有效措施,但用之太偏而忽略了其他方面,则也会影响健康。食补太过则营养过剩,药补太过则会发生阴阳偏盛,过分静养,只逸不劳则动静失调,都会使机体新陈代谢产生失调。一种情况是认为"生命在于运动",只强调"动则不衰",而使机体超负荷运动,消耗大于供给,忽略了动静结合,劳逸适度,同样会使新陈代谢失调,虽然主观愿望是想养生益寿,但结果往往是事与愿违。所以,综合调养主张动静结合、劳逸结合、补泻结合、形神共养,要从机体

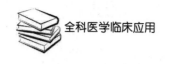

全身着眼,进行调养,不可失之过偏,过偏则失去了养生的意义,虽有益寿延年的愿望,也很难达到预期的目的,不仅无益,反而有害。

3. 审因施养

综合调养在强调全面、协调、适度的同时,也强调养宜有针对性。所谓审因施养,就是指要根据实际情况,具体问题,具体分析,不可一概而论。一般说来,可因人、因时、因地不同而分别施养。不能千人一面,统而论之。

第七节 持之以恒

恒,就是持久,经常之意。养生保健不仅要方法合适,而且要经常坚持不懈地努力,才能不断改善体质。只有持之以恒地进行调摄,才能达到目的。其大要有以下三点:

1. 养生贯穿一生

在人的一生中,各种因素都会影响最终寿限,因此,养生必须贯穿人生的自始至终。中国古代养生家非常重视整体养生法。金元时期著名医家刘完素提出人一生"养、治、保、延"的摄生思想。明代张景岳特别强调胎孕养生保健和中年调理的重要性。张氏在《类经》中指出:"凡寡欲而得之男女,贵而寿,多欲而得之男女,浊而夭"。告诫为人父母者生命出生之前常为一生寿夭强弱的决定性时期,应当高度重视节欲节饮,以保全精血,造福后代。刘完素在《素问·病机气宜保命集》指出:"人欲抗御早衰,尽终天年,应从小入手,苟能注重摄养,可收防微杜渐之功"。根据少年的生理特点,刘氏提出"其治之之道,节饮食,适寒暑,宜防微杜渐,用养性之药,以全其真"。张景岳主张小儿多要补肾,通过后天作用补先天不足。保全真元对中年健壮,有重要意义。人的成年时期是一生中的兴旺阶段,据此特点,刘完素认为:"其治之之道,辨八邪,分劳佚,宜治病之药,当减其毒,以全其真"。这种"减毒"预防伤正思想,对于抗御早衰具有重要作用。张景岳更强调指出:"人于中年左右,当大为修理一番,则再振根基,尚余强半"。通过中年的调理修整,为进入老年期做好准备。人到老年,生理功能开始衰退。故刘完素指出:"其治之之道顺神养精,调腑和脏,行内恤外护",旨在内养精、气、神,外避六淫之邪,保其正气,济其衰弱。对于高龄之人,可视其阴阳气血之虚实,有针对性地采取保健措施。刘完素指出:"其治之之道,餐精华,处奥庭,燮理阴阳,周流和气,宜延年之药,以全其真"(《素问·病机气宜保命集》)。根据高年之生理特点,适当锻炼,辅以药养和食养,有益于延年益寿。古人的这种整体养生思想比较符合现代对人体生命和养生的认识。

2. 练功贵在精专

中医养生保健的方法很多。要根据自己各方面的情况,合理选择。选定之后,就要专一、精练,切忌见异思迁,朝秦暮楚。因为每一种功法都有自身的规律,专一精练能强化生命运动的节律,提高生命运动的有序化程度。如果同时练几种功法,对每一种功法都学不深远,则起不到健身作用,而且各种功法的规律不完全相同,互有干扰,会影响生命活动的有序化,身体健康水平不可能提高。

古人云,药无贵贱,中病者良;法无优劣,契机者妙。练功要想有益健康,就得遵循各种功法的自身规律,循序渐进,坚持不懈,专心致志去练,不可急于求成,练得过多过猛。只要树立正确态度,做到"三心",即信心、专心、恒心,掌握正确的方法,勤学苦练,细心体会,一定能取得强身健身的效果。

3. 养生重在生活化

提倡养生生活化,就是要积极主动地把养生方法溶化在日常生活的各个方面。因为作、息、坐、卧、衣、食、住、行等等,必须符合人体生理特点、自然和社会的规律,才能给我们的工作、学习和健康带来更多的益处。总之,养生是人类之需,社会之需,日常生活中处处都可以养生,只要把养生保健的思想深深扎根生活之中,掌握健身方法,就可做到防病健身,祛病延年,提高健康水平。

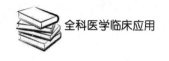

第四章 药物养生

具有抗老防衰作用的药物,称为延年益寿药物。运用这类药物来达到延缓衰老,健身强身目的的方法,即是药物养生。千百年来,历代医家不仅发现了许多益寿延年的保健药物,而且也创造出不少行之有效的抗衰防老的方剂,积累了丰富的经验,为人类的健康长寿做出了巨大贡献。

第一节 药物养生的机理

一、固护先天、后天

人体健康长寿很重要的条件是先天禀赋强盛,后天营养充足。脾胃为后天之本,气血生化之源,机体生命活动需要的营养,都靠脾胃供给。肾为先天之本,生命之根,元阴元阳之所在,肾气充盛,机体新陈代谢能力强,衰老的速度也缓慢,正因如此,益寿方药的健身防老作用,多立足于固护先天、后天,即以护脾、肾为重点,并辅以其他方法,如行气、活血、清热、利湿等以达到强身、保健的目的。

二、着眼补虚、泻实

《中藏经》中指出:"其本实者,得宣通之性必延其寿;其本虚者,得补益之情必长其年"。用方药延年益寿,主要在于运用药物补偏救弊,调整机体阴阳气血出现的偏差,协调脏腑功能,疏通经络血脉。而机体的偏颇,不外虚实两大类,应本着"虚则补之,实则泻之"的原则,予以辨证施药。虚者,多以气血阴阳的不足为其主要表现。在方药养生中,即以药物进补,予以调理,气虚者补气,血虚者养血,阴虚者滋阴,阳虚者壮阳,补其不足而使其充盛,则虚者不虚,身体可强健而延年;实者,多以气血痰食的郁结、壅滞为主要表现。在方药养生方面,即以药物宣通予以调理,气郁者理气,血瘀者化瘀,湿痰者化湿,热盛者清热,寒盛者驱寒,此为泻实之法,以宣畅气血、疏通经络、化湿导滞、清热、驱寒为手段,以达到行气血、通经络、协调脏腑的目的,从而使人体健康长寿。此外,必须指出,纯虚者是较为少见的。这是因为正气虚者往往兼有实邪,用药自当补中有泻,泻中有补。故程国彭指出:"用药补正,必兼泻邪,邪去则补自得力"。

总之,无论补虚、泻实,皆以补偏救弊来调整机体,起到益寿延年的作用。

三、意在燮理阴阳

中医认为,人之所以长寿,全赖阴阳气血平衡,这也就是《素问·生气通气论》中所说:"阴平阳秘,精神乃治"。运用方药养生以求益寿延年,其基本点即在于燮理阴阳,调整阴阳的偏盛偏衰,使其复归于"阴平阳秘"的动态平衡状态。这正如清代医家徐灵胎所说:"审其阴阳之偏胜,而损益使平"。可以说,"损益使平"便是方药养生的关键,即燮理阴阳的具体体现。

第二节　药物养生的应用原则

药物养生的具体应用过着眼在补、泻两个方面。用之得当,在一定程度上可起到益寿延年的作用。但药物不是万能,如果只依靠药物,而不靠自身锻炼和摄养,毕竟是被动的,消极的。药物只是一种辅助的养生措施,在实际应用中,应掌握如下原则。

一、不盲目进补

用补益法进行调养,一般多用于老年人和体弱多病之人,这些人的体质多属"虚",故宜用补益之法。无病体健之人一般不需服用。尤其需要注意的是,服用补药应有针对性,倘若一见补药,即以为全然有益无害,贸然进补,很容易加剧机体的气血阴阳平衡失调,不仅无益,反而有害,故不可盲目进补,应在辨明虚实,确认属虚的情况下,有针对性的进补。清代医家程国彭指出:"补之为义,大矣哉!然有当补不补误人者;有不当朴而补误人者;亦有当补而不分气血、不辨寒热、不识开合,不知缓急、不分五脏、不明根本,不深求调摄之方以误人者,是不可不讲也",这是需要明确的第一条原则。

二、补勿过偏

进补的目的在于谐调阴阳,宜恰到好处,不可过偏。过偏则反而成害,导致阴阳新的失衡,使机体遭受又一次损伤。例如,虽属气虚,但一味大剂补气而不顾及其他,补之太过,反而导致气机壅滞,出现胸、腹胀满,升降失调;虽为阴虚,但一味大剂养阴而

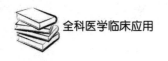

不注意适度,补阴太过,反而遏伤阳气,致使人体阴寒凝重,出现阴盛阳衰之候。所以,补宜适度,适可而止,补勿过偏,这是进补时应注意的又一原则。

三、辨证进补

虚人当补,但虚人的具体情况各有不同,故进补时一定要分清脏腑、气血、阴阳、寒热、虚实,辨证施补,方可取得益寿延年之效,而不致出现偏颇。

此外,服用补药,宜根据四季阴阳盛衰消长的变化,采取不同的方法。否则,不但无益,反而有害健康。

四、盛者宜泻

药物养生固然是年老体弱者益寿延年的辅助方法,以补虚为主亦无可厚非。然而,体感而本实者也并不少见。只谈其虚而不论其实,亦未免失之过偏。恰如徐灵胎所说:"能长年者,必有独盛之处,阳独盛者,当补其阴","而阳之太盛者,不独当补阴,并宜清火以保其阴";"若偶有风、寒、痰、湿等因,尤当急逐其邪",当今之人,生活水准提高了,往往重补而轻泻。然而,平素膏粱厚味不厌其多者,往往脂醇充溢,形体肥胖,气血痰食壅滞已成其隐患。因之,泻实之法也是抗衰延年的一个重要原则。《中藏经》所说"其本实者,得宣通之性必延其寿",即是这个意思。

五、泻不伤正

体盛邪实者,得宣泻通利方可使阴阳气血得以平衡。但在养生调摄中,亦要注意攻泻之法的恰当运用。不可因其体盛而过分攻泻,攻泻太过则易导致人体正气虚乏,不但起不到益寿延年的作用,反而适得其反。故药物养生中的泻实之法,以不伤其正为原则。力求达到汗毋大泄,清毋过寒,下毋峻猛,在实际应用中,应注意以下几点:①确实有过盛壅滞之实者,方可考虑用攻泻之法;②选药必须贴切,安全有效;③药量必须适当,恰如其分;④不可急于求成,强求速效。

六、用药缓图

衰老是个复杂而缓慢的过程,任何益寿延年的方法,都不是一朝一夕即能见效。药物养生也不例外,不可能指望在短时期内依靠药物达到养生益寿的目的。因此,用药宜缓图其功,要有一个渐变过程,不宜急于求成。若不明此理,则欲速不达,非但无益,抑且有害。这是药物养生中应用的原则,也是千百年来,历代养生家的经验之谈,应该予以足够的重视。

第三节 益寿延年中药举例

具有延年益寿作用的中药有很多,历代本草及医家著述均有所记载,这类药品,一般均有补益作用,同时也能疗疾。即有病祛病,无病强身延年。可以配方,亦可以单味服用。兹按其功用分补气、养血、滋阴、补阳四类,择要予以介绍。

一、补气类

(一)人参

味甘微苦,性温。《本经》谓其:"主补五胜,安精神","明目开心益智,久服轻身延年"。本品可大补元气,生津止渴,对年老气虚,久病虚脱者,尤为适宜。

人参一味煎汤,名独参汤,具有益气固脱之功效,年老体弱之人,长服此汤,可强身体,抗衰老。

人参切成饮片,每日嚼化,可补益身体,防御疾病,增强机体抵抗能力。

近代研究证明,人参可调节网状内皮系统功能,其所含人参皂苷,确实具有抗衰老作用。

(二)黄芪

味甘,性微温。本品可补气升阳,益卫固表,利水消肿,补益五脏。久服可壮骨强身,治诸气虚。清宫廷保健,多用黄芪补中气,益荣血。单味黄芪480g,用水煎透,炼蜜成膏,以白开水冲服。

近代研究表明,黄芪可增强机体抵抗力,具有调整血压及免疫功能,有性激素样作用,可改善冠状循环和心脏功能。同时证明,黄芪具有延长某些原代细胞和某些二倍体细胞株寿命的能力。这都是对黄芪具有抗衰老作用的说明。

(三)茯苓

味甘淡、性平。《本经》谓其:"久服安魂养神,不饥延年"。本品具有健脾和胃,宁心安神,渗湿利水之功用。《普济方》载有茯苓久服令人长生之法。历代医家均将其视为常用的延年益寿之品,因其药性缓和,可益心脾、利水湿,补而不峻,利而不猛,既可扶正,又可去邪。故为平补之佳品。

将白茯苓磨成细粉,取15g,与粳米煮粥,名为茯苓粥,李时珍谓:"茯苓粉粥清上实下"。常吃茯苓粥,对老年性浮肿、肥胖症,以及预防癌肿,均有好处。

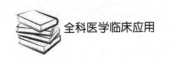

清代宫廷中,曾把茯苓制成茯苓饼,作为经常服用的滋补佳品。成为却病延年的名点。

近代研究证明,茯苓的有较成分90%以上为茯苓多糖,其不仅能增强人体免疫功能,常食还可以提高机体的抗病能力,而且具有较强的抗癌作用,确实是延年益寿的佳品。

(四)山药

味甘,性平,《本经》谓其:"补中益气力,长肌肉,久服耳目聪明"。本品具有健脾补肺,固肾益精之作用,因此,体弱多病的中老年人,经常服用山药,好处颇多。

《萨谦斋经验方》载有山药粥,即用干山药片45～60g(或鲜山药100～120g,洗净切片),粳米60～90g同煮粥。此粥四季可食,早晚均可用,温热服食。常食此粥,可健脾益气、止泻痢,对老年性糖尿病、慢性肾炎等病,均有益处。

近代研究证明,山药营养丰富,内含淀粉酶,胆碱、黏液质、糖蛋白和自由氨基酸、脂肪、碳水化合物,维生素C等。山药中所含的淀粉酶,可分解成蛋白质和碳水化合物,故有滋补效果。

(五)薏苡仁

味甘淡,性凉。《本经》将其列为上品,谓其:"主筋急拘挛,不可屈伸,风湿痹,久服轻身益气"。本品具有健脾、补肺、利尿之效用。

薏苡仁是一味可作杂粮食用的中药,用薏苡仁煮饭和煮粥。历代均有记载,沿用至今。将薏苡仁洗净,与粳米同煮成粥,也可单味薏苡仁煮粥,具有健脾胃,利水湿,抗癌肿之作用。中老年人经常服用,很有益处。

近代研究证明,薏苡仁含有丰富的碳水化合物、蛋白质、脂肪、维生素B1薏苡素、薏苡醇,以及各种氨基酸。药理试验发现其对癌细胞有阻止生长和伤害作用。由于其药性缓和,味甘淡而无毒,故成为大众喜爱的保健佳品。

二、养血类

(一)熟地

味甘、性微温。《本草纲目》谓其:"填骨髓,长肌肉,生精血,补五脏内伤不足,通血脉,利耳目,黑须发"。本品有补血滋阴之功。

《千金要方》载有熟地膏,即将熟地30og,煎熬三次,分次过滤去滓,合并滤液,兑白蜜适量,熬炼成膏,装瓶藏之。每服两汤匙(约9～15g)日服1～2次,白开水送服。对血虚、肾精不足者,可起到养血滋阴,益肾添精的作用。

近代研究,本品有很好的强心、利尿、降血糖作用。

（二）何首乌

味苦甘涩,性温。《开宝本草》谓其:"益气血,黑髭鬓,悦颜色。久服长筋骨,益精髓延年不老"。本品具有补益精血,涩精止遗,补益肝肾的作用。明代医家李中梓云:"何首乌老年尤为要药,久服令人延年。"

何首乌一般多为丸、散、煎剂所用。可水煎、酒浸,亦可熬膏,与其他药与配伍合用居多。

近代研究结果认为,何首乌含有蒽醌类、卵磷脂、淀粉、粗脂肪等。而卵磷脂对人体的生长发育,特别是中枢神经系统的营养,起很大的作用。且其对心脏也可起到强心的作用。另外,据报道,何首乌能降低血脂,缓解动脉粥样硬化的形成。由此可见,何首乌的益寿延年作用是通过强壮神经,增强心脏机能,降低血脂,缓解动脉硬化等作用,增强人体体质的。

（三）龙眼肉

味甘,性温。《本经》谓其:"久服强魂聪明,轻身不老"。本品具有补心脾,益气血之功。

清代养生家曹庭栋在其所著的《老老恒言》中,有龙眼肉粥。即龙眼肉15g,红枣10g,粳米60g。一并煮粥。具有养心、安神、健脾、补血之效用。每日早晚可服一、二碗。该书云:"龙眼肉粥开胃悦脾,养心益智,通神明,安五脏,其效甚大",然而"内有火者禁用"。

近代科学研究证明,龙眼肉的成分内含有维生素A和B,葡萄糖、蔗糖及酒石酸等,据临床报道,对神经性心悸有一定疗效。

（四）阿胶

味甘,性平,《本经》谓其:"久服轻身益气。"本品具有补血滋阴,止血安胎,利小便,润大肠之功效。为补血佳品。

本品单服,可用开水,或热黄酒烊化;或隔水炖化,每次3~6g。适用于血虚诸证。

近代研究,本品含有胶原、多种氨基酸、钙、硫等成分。具有加速生成红细胞和红蛋白作用,促进血液凝固作用,故善于补血、止血。

（五）紫河车

味甘咸,性微温。《本草经疏》谓:"人胞乃补阴阳两虚之药,有返本还元之功"。本品具有:养血、补气、益精等功效。

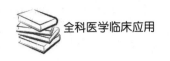

紫河车可单味服用,也可配方服用。单味服用,可炖食,亦可研末服。用新鲜胎盘一个,挑去血络,漂洗干净后,炖熟食用。或洗净后,烘干,研为细末,每次 3~10g。温水冲服。

近代实验研究及临床实践证明,紫河车有激素样作用,可促进乳腺和子宫的发育;由于胎盘 r 球蛋白含抗体及干扰素,故能增强人体的抵抗能力,具有免疫和抗过敏作用,可预防和治疗某些疾病。

三、滋阴类

(一) 枸杞子

味甘,性平。《本经》谓其:"久服坚筋骨,轻身不老。"《本草经疏》曰:"枸杞子,润血滋补,兼能退热,而专于补肾、润肺、生津、益气,为肝肾真阴不足,劳乏内热补益之要药。老人阴虚者十之七八,故取食家为益精明目之上品"。本品具有滋肾润肺,平肝明目之功效。

《太平圣惠方》载有枸杞粥,用枸杞子30g,粳米60g,煮粥食用,对中老年因肝肾阴虚所致之头晕目眩,腰膝疲软,久视昏暗,及老年性糖尿病等,有一定效用。《本草纲目》云:"枸杞子粥,补精血,益肾气",对血虚肾亏之老年人最为相宜。

近代研究,枸杞子含有甜菜碱、胡萝卜素、维生素 B_1、核黄素、烟酸、抗坏血酸、钙、磷、铁等成分,具有抑制脂肪在肝细胞内沉积,防止脂肪肝,促进肝细胞新生的作用。

(二) 玉竹

味甘、性平。《本草拾遗》谓其"主聪明,调气血,令人强壮"。本品可养阴润肺、除烦止渴,对老年阴虚之人尤为适宜。

《太平圣惠方》载有服萎蕤法:"二月九日,采萎蕤根切碎一石,以水二石煮之,从旦至夕,以手(扌妥)烂,布囊榨取汁熬稠,其渣晒,为末,同熬至可丸,丸如鸡头子大。每服一丸,自汤下,日三服,导气脉,强筋骨,治中风湿毒,去面皱益颜色,久服延年"。

近代研究证明,本品有降血糖作用及强心作用,对于输尿病患者、心悸患者,有一定作用,本品补而不腻,凡津液不足之症,皆可应用;但胃部胀满,湿痰盛者,应慎用或忌用。

(三) 黄精

味甘,性平。《本经逢原》云:"宽中益气,使五脏调和,肌肉充盛,骨髓坚强,皆是补阴之功"。本品有益脾胃,润心肺,填精髓之作用。

《太平圣惠方》载有取黄精法。将黄精根茎不限多少,洗净,细切,用流水去掉苦汁。经九蒸九晒后,食之。此对气阴两虚,身倦乏力,口干津少有益。

近代研究证明,黄精具有降压作用,对防止动脉粥样硬化及肝脏脂肪浸润也有一定效果。所以,常吃黄柏,对肺气虚患者有益,还能防止一些心血管系统疾病的发生。

(四)桑椹

味苦,性寒。《本草拾遗》云:"利五脏、关节,通血气。久服不饥……变白不老"。《滇南本草》谓其:"益肾脏而固精,久服黑发明目"。本品可补益肝肾,有滋阴养血之功。

将桑椹水煎,过滤去滓,装于陶瓷器皿中,文火熬成膏,兑适量白蜜,贮存于瓶中。日服二次。每次 9~15g(约一、两汤匙),温开水调服。具有滋补肝肾,聪耳明目之功能。

近代药理研究证明:桑椹的成分含有葡萄糖、果糖、鞣酸、苹果酸(丁二酸)、钙质、无机盐,维生素 A、D 等。临床上用于贫血、神经衰弱、糖尿病及阴虚型高血压。

(五)女贞子

味甘微苦,性平。《本经》谓其:"主补中,安五脏,养精神,除百疾,久服肥健,轻身不老",《本草纲目》云:"强阴健腰膝,变白发,明目"。本品可滋补肝肾,强阴明目。其补而不腻,但性质偏凉,脾胃虚寒泄泻及阳虚者慎用。

近代研究证明:女贞子的果皮中含三萜类物质,如齐墩果醇酸、右旋甘露醇、葡萄糖。种于含脂肪油,其中有软脂酸、油酸及亚麻酸等成分。本品有强心、利尿作用。还可淋巴结核及肺结核潮热等。

四、补阳类

(一)菟丝子

味甘、辛,微温。《本经》谓其:"补不足,益气力",《名区别录》云:"久服明目,轻身延年。"本品具有补肝肾、益精髓、坚筋骨、益气力之功效。

《太平圣惠方》载有服菟丝法,云:"服之令人光泽。唯服多甚好,三年后变老为少……久服延年"。具体方法是:"用酒一斗浸,曝干再浸,又曝,令酒尽乃止,捣筛",每次酒服 6g,日服二次。此药禀气和中,既可补阳,又可补阴,具有温而不燥、补而不滞的特点。现代研究证明,菟丝子含树脂样的糖体、大量淀粉酶、维生素 A 类物质等。

(二)鹿茸

味甘咸,性温。《本经》谓其:"益气强志,生齿不老",《本草纲目》云:"生精补髓,

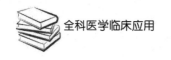

养血益阳,强筋健骨"。本品具有补肾阳,益精血,强筋骨之功效。

单味鹿茸可冲服,亦可炖服。冲服时,鹿茸研细末,每服 0.5~1g。炖服时,鹿茸 1.5~4.5g,放杯内加水,隔水炖服。阴虚火旺患者及肺热、肝阳上亢者忌用。

近代科学研究证明:鹿茸含鹿茸精,系雄性激素,又含磷酸钙、碳酸钙的胶质,软骨及氯化物等。能减轻疲劳、提高工作能力,改善饮食和睡眠。可促进红细胞、血红蛋白、网状红细胞的新生,促进创伤骨折和溃疡的愈合。是一种良好的全身强壮药物。

（三）肉苁蓉

味甘咸,性温。《本经》谓其:"养五脏,益精气",《药性论》云:"益髓,悦颜色,延年。"本品有补肾助阳,润肠通便之功效。

本品单味服用,可以水煎,每次 6~15g 内服。亦可煮粥食用,《本经逢原》云:"肉苁蓉,老人燥结,宜煮粥食之。"即肉苁蓉加大米、羊肉煮粥。有补肝肾、强身体之功用。

近代研究证明:肉苁蓉含有列当素、微量生物碱、甙类、有机酸类物质。具有激素样作用,性激素样作用,还有降压、强心、强壮、增强机体抵抗力等作用。

（四）杜仲

味甘,性温。《本经》谓其"补中,益精气,坚筋骨,强志……久服轻身耐老"。本品有补肝肾、强筋骨、安胎之功效。

近代科学研究证明:杜仲含有杜仲酸,为异戊己烯的聚合体,还含有树脂,动物实验证明,杜仲有镇静和降血压作用。

第四节　益寿延年方的组方原则

益寿延年方剂大多是针对年老体弱者而设,因而,补益之法往往成为其组方的主要方法。综观历代医籍所载益寿延年之方,多以补脾补肾为主。系根据老年人脾、肾易虚之特点而设。然而,方剂的组成是以辨证为依据,药物间的配伍有君、臣、佐、使之分,要求有机配合,互相协调,共同达到预期的目的。因而,在方剂组成上是有一定法度的。往往是有补有泻,有塞有通,动静结合,相辅相成的。兹将其原则归结为四方面,简述如下。

一、动静结合

大凡益寿延年方剂,多有补益之功效,对于年老、体弱之人多有补益。但补益之品,多壅滞凝重,守而不走,如补脾用甘,但甘味过浓,则易壅气,即所谓"甘能令人中满";养血宜用阴柔之味,然阴柔者易黏腻凝重,如熟地、大枣之类。此即所谓药之静者,而补益之意要在补其所需,药至虚处方可得补,故药入机体,需藉气血之循行方可布散,要有引经之药方可补有所专。血宜流则通,气宜理则散,故行气、活血之味,乃药之动者。动静结合,亦补亦理,亦养亦行,相得益彰,方可发挥补益之功效,达到补而不滞,补而无弊,补得其所。所以动静结合乃是延年益寿补益方剂的重要组方原则之一。观于四君子汤中之用茯苓,四物汤之用川芎,归脾汤之用木香。皆属动静结合之配伍。

二、补泻结合

补泻结合既是益寿延年的药物应用原则,也是方剂组方的配伍原则之一。

药物养生是以抗衰防老,益寿延年为目的,无论在用药上是补、是泻,都是调节人体的阴阳气血平衡,使之归于阴平阳秘的状态,故在实际应用中应视机体情况而定。对于老年人而言,有其脏腑气血衰弱之虚的一面,也有火、气、痰、食及感受外邪实的一面。宜根据具体情况,虚者补虚,实者泻实,补与泻应结合而用。视其虚、实的轻重而有所侧重,采用补泻结合的方法。补中有泻,以防止补之太过,补之有偏;泻中有补,以防止泻之太猛,泻之有伤。这样,才能保证补而不偏,泻而不伤,以达到养生益寿的目的。观于六味地黄丸中,以熟地、山药、山萸肉之补,合茯苓、丹皮、泽泻之泻,以共奏补益肝肾之功,则组方以补泻结合为原则的道理即十分具体而明确了。

三、寒热适中

药性有寒、热、温、凉之别,组方有君、臣、佐、使之分。益寿延年方药多用于老年人,故在遣方用药方面,也应注意药性问题。明代医家万全在他所著的《养生四要》中指出:"凡养生却邪之剂,必热无偏热,寒无偏寒;温无聚温,温多成热;凉无聚凉,凉多成寒。阴则奇之,阳则偶之,得其中和,此制方之大旨也"。这一组方原则对益寿延年方药具有实际指导意义。使用药物,不宜过偏,过寒则伤阳,过热则伤阴;凉药过多则成寒,温药过多则成热。为防止过偏,在组方时,多寒、热相伍而用。如:在一派寒凉药中,配以少许热药,或在一派温热药中,加少许寒凉之品,使整个方剂寒而无过,热而无燥,寒热适中,即得其中和,有养生益寿之功,而无寒热过偏之害。韩懋的交泰丸(黄连、肉桂),便是寒热并用的代表方剂之一。这一组方原则在益寿延年方药中均有所体现。

四、相辅相成

传统的益寿延年方药的组方,往往是立足于辩证,着眼于机体全局而遣药组方的。

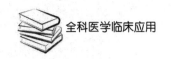

对于年老体弱之人,机体代谢的各个方面往往不是十分协调的,常常是诸多因素交织在一起,如:阴阳平衡失调,气血精津的相互影响,脏腑、经络的不和谐、表里内外的协同统一失控,出入升降的虚实偏差等等。虽然,方药的组成上,都有其调治的重点,即其主治方向,但也必须考虑到与之有关的其他方面。药物的有机配合,可以突出其主治功效,兼顾其旁证、兼证、做到主次分明,结构严谨。药物的配伍应用的目的,就是通过药物间的相互搭配,相辅相成来体现的。益寿延年中药方剂即是以补益为重点,辅以其他而组成的。所以于方药中常常可看到,有补有泻,有升有降,有塞有通,有开有阖,有寒有热。开、阖、补、泻合用,则补而不滞,滋而不腻,守而不呆,流通畅达;升、降、通、塞并用,则清、浊运行有序,出、入得宜。各循其常。寒热并用,可纠太过不及之偏弊,以达到阴平阳秘之状态。这即是方剂中,药物相辅相成所起的作用。

第五节　益寿延年"名方"举例

一、健脾益气方

本类方药均以培补后天脾胃为主,辅以其他法则,兼而用之。脾居中央,以溉四旁,脾胃健旺,斡旋之力充实,则周身皆得其养,气血充盛,便可延缓衰老。

1. 人参固本丸(《养生必用方》)

【成分】　人参、天门冬、麦门冬、生地黄、熟地黄、白蜜。

【功效】　益气养阴。

【主治】　气阴两虚,气短乏力,口渴心烦,头昏腰酸。

2. 大茯苓丸(《圣济总录》)

【成分】　白茯苓、茯神、大枣、肉桂、人参、白术、细辛、远志、石菖蒲、干姜、甘草、白蜜。

【功效】　补中益气,健脾散寒。原书云:"服之去万病,令人长生不老。"

【主治】　五脏积聚气逆,心腹切痛,结气腹胀,吐逆食不下,姜汤下;羸瘦,饮食无味,酒下。

3. 神仙饵茯苓延年不老方(《普济方》)

【成分】　白茯苓、白菊花、松脂。

【功效】　健脾利湿,清热明目。原书云:服此药"百日颜色异,肌肤光泽,延年不老。"

【主治】 脾虚便溏,头昏眼花。

4. 仙术汤(《和剂局方》)

【成分】 苍术、枣肉、杏仁、干姜、甘草黄、白盐。

【功效】 温中健脾。原书云:"常服延年,明目。驻颜,轻身不老。"

【主治】 脾胃虚寒,痰湿内停。

5. 资生丸(《兰台轨范》)

【成分】 人参、于术、茯苓、山药、莲子肉、陈皮、麦芽、神曲、薏仁、白扁豆、山楂、砂仁、芡实、桔梗、甘草、藿香、白豆蔻、川黄连、白蜜。

【功效】 健脾益胃,固肠止泻。

【主治】 老年脾虚呕吐,脾胃不调,大便溏泄,纳食不振。

6. 八珍糕(《外科正宗》)

【成分】 茯苓、莲子、芡实、扁豆、薏米、藕粉、党参、白术、白糖。

【功效】 健脾养胃,益气和中。

【主治】 年迈体衰,脏腑虚损,脾胃薄弱,食少腹胀,面黄肌瘦,腹痛便溏等。

二、益肾方

历代方书所载之延年益寿方剂,以补肾者居多,其法有补阴、补阳、阴阳双补等。盖肾为先天之本,元阴元阳所居,肾气旺盛,则延缓衰老而增寿。

1. 彭祖延年柏子仁丸(《千金翼方》)

【成分】 柏子仁、蛇床子、菟丝子、覆盆子、石斛、巴戟天、杜仲、天门冬、远志天雄、续断、桂心、菖蒲、泽泻、薯蓣、人参、干地黄、山茱萸、五味子、钟乳、肉苁蓉、白蜜。

【功效】 益肾填精。

【主治】 体虚、肾衰、记忆力减退等。

2. 乌麻散(《千金翼方》)

【成分】 纯黑乌麻,量不拘多少。

【功效】 补肾润燥。原书云:"久服百病不生;常服延年不老,耐寒暑"。

【主治】 老年肾虚津亏,肌肤干燥,大便秘结。

3. 琥珀散(《千金要方》)

【成分】 琥珀、松子、柏子、苴子(白苏子)、芜菁子、胡麻子、车前子、蛇床子菟丝子、枸杞子、麦冬、橘皮、松脂、牡蛎、肉苁蓉、桂心、石苇、石斛、滑石茯苓、川芎、人参、杜

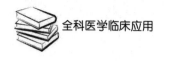

衡、续断、远志、当归、牛膝、牡丹、通草。

【功效】 补肾益气养血。原书云："长服令人志性强,轻体,益气,消谷,能食,耐寒暑,百病除愈"。

【主治】 老年人五脏虚损,身倦乏力,气短痞闷,饮食无味,腰脊酸痛,四肢沉重,阳痿精泄,二便不利。

4.胡桃丸(《御药院方》)

【成分】 胡桃仁捣膏、破故纸、杜仲、萆薢。

【功效】 补肾气,壮筋骨。

【主治】 老年人肾气虚衰,腰膝酸软无力。

5.补天大造丸(《体仁汇编》)

【成分】 侧柏叶、熟地、生地、牛膝、杜仲、天冬、麦冬、陈皮、干姜、白术、五味子、黄柏、当归身、小茴香、枸杞子、紫河车。

【加减法】 如骨蒸,加地骨皮、知母、牡丹皮;如血虚,加当归倍地黄;如气虚,加人参、炙黄芪;如肾虚,加覆盆子,炒小茴香、巴戟天、茱萸;如腰脚疼痛,加苍术、萆薢、锁阳酒、续断;如妇人,去黄柏加川芎、香附、黄芩。

【功效】 大补肾元。《古今图书集成医部全录》云:"此方专滋养元气,延年益寿。……若虚劳之人,房事过度,五心烦热,取之神效"。

【主治】 老人肾阴肾阳俱虚,腰膝无力,口渴烦热。

6.何首乌丸(《太平圣惠方》)

【成分】 何首乌、熟地黄、地骨皮、牛膝、桂心、菟丝子、肉苁蓉、制附子、桑椹子柏子仁、薯蓣、鹿茸、芸苔子、五味子、白蜜。

【功效】 滋补肝肾。原书云:"补益下元,黑鬓发,驻颜容"。

【主治】 老年人肾之阴阳俱虚,腰膝无力,心烦难寐。

7.巴戟丸(《太平圣惠方》)

【成分】 巴戟、天门冬、五味子、肉苁蓉、柏子仁、牛膝、菟丝子、远志、石斛、薯蓣、防风、白茯苓、人参、熟地黄、覆盆子、石龙芮、萆薢、五加皮、天雄、续断、石南杜仲、沉香、蛇床子、白蜜。

【功效】 补肾、健脾、散寒。原书云:"治肾劳,腰脚酸疼,肢节苦痛,目暗[左目+右(流-氵)][左目+右(流-氵)],心中恍惚,夜卧多梦……心腹胀满,四肢痹疼,多吐酸水,小腹冷痛,尿有余沥,大便不利,悉皆主之。久服延年不老,万病除愈。"

【主治】 老年脾肾两虚,腰腿酸痛,腹胀冷痛。

8. 延寿丹(《丹溪心法》)

【成分】　天门冬、远志、山药、巴戟天、柏子仁、泽泻、熟地、川椒炒、生地、枸杞茯苓、覆盆子、赤石脂、车前子、杜仲炒、菟丝子、牛膝、肉苁蓉、当归、地骨皮、人参五味子、白蜜。

【功效】　滋肾阴、补肾阳。《医学正传》所载之延寿丹出自《千金方》，无车前子、赤石脂,有鹿茸、菖蒲、大茴香。并云:"治诸虚百损,怯弱欲成痨瘵,及大病后虚损不复,凡人于中年后常服,可以却疾延年"。

【主治】　治疗老年人腰酸腿软,头晕乏力,阳痿尿频。

9. 八仙长寿丸(《寿世保元》)

【成分】　生地黄、山茱萸、白茯神、牡丹皮、五味子、麦门冬、干山药、益智仁、白蜜。

【功效】　滋补肾阴。原书云:"年高之人,阴虚筋骨萎弱无力……并治形体瘦弱无力,多因肾气久虚,憔悴盗汗。发热作渴"。

【主制】　老年人肾亏肺燥,喘嗽口干,腰膝无力。

10. 十全大补汤(《寿世保元》)

【成分】　人参、白术、白茯苓、当归、川芎、白芍、熟地黄、黄芪、肉桂、麦门冬五味子、炙甘草、生姜、大枣。

【功效】　健脾益肾。

【主治】　治老年气血衰少,倦怠乏力,能养气益肾,制火导水,使机关利而脾土健。

11. 阳春白雪糕(《寿世保元》)

【成分】　白茯苓、淮山药、芡实仁、莲肉、陈仓米、糯米、白砂糖。

【功效】　健脾益气。

【主治】　年老之人元气不足,脾胃虚衰。

12. 神仙巨胜子丸(《奇效良方》)

【成分】　巨胜子、生地、熟地、何首乌、枸杞子、菟丝子、五味子、枣仁、破故纸炒、柏子仁、覆盆子、芡实、广木香、莲花蕊、巴戟天去心、肉苁蓉、牛膝、天门冬、韭子官桂、人参、茯苓、楮实子、天雄、莲肉、川续断、山药、白蜜或大枣。

【功效】　滋肾填精,温补肾阳。原书云:"安魂定魄,延长寿命,添髓驻精,补虚益气,壮筋骨,润肌肤","耳聋复聪,眼昏再明。服一月元脏强盛;六十日发白变黑;一百日容颜改变,目明可黑处穿针,冬月单衣不寒"。

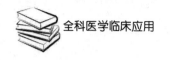

【主治】 肾阴阳虚衰,腰痛腿软,畏寒肢冷,尿频便溏。

13. 还少丸(《奇妙良方》)

【成分】 山药、牛膝、远志去心、山萸肉、楮实、五味子、巴戟天、石菖蒲、肉苁蓉杜仲、舶茴香、枸杞子、熟地、白蜜、大枣。

【功效】 补益肾气。

【主治】 可大补真气虚损,肌体瘦,目暗耳鸣,气血凝滞,脾胃怯弱,饮食无味等。

14. 双芝丸(《奇效良方》)

【成分】 熟地、石斛、肉苁蓉、菟丝子、牛膝、黄芪、沉香、杜仲、五味子、薏苡仁麝香、鹿角霜、白茯苓、天麻、干山药、覆盆子、人参、木瓜、秦艽、白蜜。

【功效】 添精补髓,调和脏腑。原书云:"治诸虚,补精气,填骨髓,壮筋骨,助五脏,调六腑,久服驻颜不老"。

【主治】 年高体弱,腰膝酸软,阳虚畏寒。

15. 延生护宝丹(《奇效良方》)

【成分】 菟丝子、肉苁蓉、晚蚕蛾、家韭子、枣、葫芦巴、莲实、桑螵蛸、蛇床子白龙骨、于莲花蕊、乳香、鹿茸、丁香、木香、麝香、荞麦面。

【功效】 温补肾阳。原书云:"补元气,壮筋骨,固精健阳,通和血脉,润泽肌肤,延年益寿"。

【主治】 肾虚阳痿,滑精早泄,夜尿频多,腰背酸痛。

16. 二精丸(《圣济总录》)

【成分】 黄精、枸杞子、白蜜。

【功效】 滋阴补肾。原书云:"常服助气益精,补填丹田,活血驻颜,长生不老"。

【主治】 老年人虚阴不足,头晕耳鸣,口舌干燥。

17. 益寿地仙丸(《圣济总录》)

【成分】 甘菊、枸杞、巴戟天、肉苁蓉、白蜜(春秋枸杞、菊花加一倍,冬夏苁蓉、巴戟加一倍)。

【功效】 补肾清肝。原书云:"久服清头目,补益丹田,驻颜润发"。

【主治】 老年人肾虚,目花耳鸣,大便秘结。

18. 仙茅丸(《圣济总录》)

【成分】 仙茅、羌活、白术、狗脊、防风、白茯苓、姜黄、菖蒲、白牵牛、威灵仙何首乌、苍术、白蜜。

【功效】 散风通络,补肾健脾。原书云:"治风顺气,调利三焦,明耳目,益真元,壮筋骨,驻颜色,保生延年"。

【主治】 年老体弱,脾肾虚弱,腰膝酸痛。

19.枸杞子丸(《圣济总录》)

【成分】 枸杞子、菊花、肉苁蓉、远志、山萸肉、柏子仁、人参、白茯苓、肉桂、黄芪、牛膝、生地黄。

【功效】 补肾养心。原书云:"平补心肾,延年驻颜。"

【主治】 老年人肾虚腿软,夜寐不佳。

20.苁蓉丸(《圣济总录》)

【成分】 肉苁蓉、山萸肉、五味子、菟丝子、赤石脂、白茯苓、泽泻、熟干地黄、山茱萸、巴戟天、覆盆子、石斛。

【功效】 补肾和胃。原书云:"治肾脏虚损,补真藏气,去丹田风冷,调顺阴阳,和胃气,进饮食,却老"。

【主治】 老年脾肾虚弱,食欲缺乏,二便不调。

21.补骨脂丸(《圣济总录》)

【成分】 补骨脂、白蜜、胡桃肉。

【功效】 温润补肾。原书云:"暖下元,补筋骨,久服令人强健,悦泽颜色",《奇效良方》云:"久服延年益气"。

【主治】 老年肾虚,腰膝酸痛。原书云:"治因感湿阳气衰绝"。

22.养血返精丸(《集验方》)

【成分】 补骨脂、白茯苓、没药。

【功效】 补肾活血《古今图书集成医部全录》记载:"昔有人服此,至老不衰;盖破故纸补肾。茯苓补心,没药养血,三者既壮,自然身安"。

【主治】 肾气不足,气血瘀滞。

23.延龄固本丹(《万病回春》)

【成分】 菟丝子、肉苁蓉、天门冬、麦门冬、生地黄、熟地黄、山药、牛膝、杜仲巴戟、枸杞、山萸肉、人参、白茯苓、五味子、木香、柏子仁、覆盆子、车前子、地骨皮石菖蒲、川椒、远志肉、泽泻。

【功效】 益肾壮阳。

【主治】 诸虚百损,中年阳事不举,未至五十须发先白。

24.不老丸(《寿亲养老新书》)

【成分】 人参、川牛膝、当归、菟丝子、巴戟天、杜仲、生地、热地、柏子仁、石菖蒲、

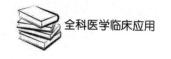

枸杞子、地骨皮、白蜜。

【功效】 补肾充元,益气安神。《奇效良方》名神仙不老丸。并云:"此方非特乌髭发,大能安养荣卫,补益五脏,和调六腑,滋充百脉,润泽三焦,活血助气,添精实体"。

【主治】 老年头昏头痛,烦躁不安,精神疲惫,倦怠乏力。

25. 全鹿丸(《景岳全书》)

【成分】 鹿角胶、青毛鹿茸、鹿肾、鲜鹿肉、鹿尾、熟地、黄芪、人参、当归、生地肉苁蓉、补骨脂、巴戟天、锁阳、杜仲、菟丝子、山药、五味子、秋石、茯苓、续断、葫芦巴、甘草、覆盆子、于术、川芎、橘皮、楮实子、川椒、小茴香、沉香、大青盐。

【功效】 固精益气,滋补强壮。原书云:"此药能补诸虚百损,五劳七伤,功效不尽述。人制一料服之,可以延寿一纪"。

【主治】 老年体衰。头晕目眩,耳鸣耳聋,腰膝无力,形寒肢冷,小溲余沥。

26. 斑龙丸(《医学正传》)

【成分】 白茯苓、补骨脂、鹿角胶、鹿角霜、菟丝子、熟地黄。

【功效】 补肾气,滋肾阴。原书云:"老人虚人常服,延年益寿"。

【主拍】 老年人肾阴肾阳俱虚,腰酸、阳痿、难寐。

27. 龟龄集(《集验良方》)

【成分】 鹿茸、穿山甲、石燕子、小雀脑、海马、紫梢花、旱莲草、当归、槐角子枸杞子、杜仲、肉苁蓉、锁阳、牛膝、补骨脂、茯苓、熟地、生地、菊花等三十三种。

【功效】 温肾助阳,补益气血。

【主治】 阳痿遗精,头昏眼花,步履维艰,腰腿酸软,神倦乏力等。

28. 大造丸(《红炉点雪》)

【成分】 紫河车、黄柏、杜仲、牛膝、生地黄、砂仁、白茯苓、天门冬、麦门冬、人参。

【功效】 滋阴补肾。

【主治】 治虚损痨瘵,神志失守,内热水亏。男子遗精,女子带下。又能乌须黑发,聪耳明目。

第五章　养生学

第一节　精神养生

精神养生,就是在"天人相应"整体观念的指导下,通过怡养心神、调摄情志、调剂生活等方法,保护和增强人的心理健康达到形神高度统一、提高健康水平。所调"健康",不仅仅是没有疾病和虚弱现象,而且还要有良好的精神状态和社会的适应能力。由精神因素引起的心身疾患已是当代社会中人类普遍存在的多发病和流行病。长期以来,对精神心理卫生重视不够。因此,要想从根本上提高人口素质,必须重视精神心理卫生的研究和运用。

一、情志变化

情志又称情感,它是人在接触和认识客观事物时,精神心理活动的综合反映。

(一)情志变化的保健

七情六欲,人皆有之,在一般情况下,属于正常的精神生理现象。因为感情的表露乃人之常情,是本能的表现,而且各种情志活动都有抒发自己感情起着协调生理活动的作用。因为愤怒、悲伤、忧思、焦虑、恐惧等不良情绪压抑在心中而不能充分疏泄,便对健康有害,甚至会引起疾病。若能恰当而有目的、合理地使用感情,则有益于健康。但是,如果情志波动过于持久,过于剧烈,超越了常度,则将引起机体多种功能紊乱而导致疾病。此时,七情便成了致病因子。因此情感对人体的损益效果,不单取决于情志本身,而同时取决于人们对感情的态度和使用感情的方式。

精神心理保健是人体健康的一个重要环节,现代医学研究发现,一切对人体不利因素的影响中,最能使人短命夭亡的就是不良的情绪。人的精神状态正常,机体适应环境的能力以及抵抗疾病的能力会增强,从而起到防病作用,患病之后,精神状态良好可加速康复,还可以利用心理活动规律治病。总之,精神、心理保健不仅直接涉及健康、寿命,还影响到人们的生活。因此,在人的一生中重视精神养生是非常重要的。

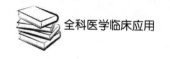

（二）影响情志变化的因素

人的情志变化是由内外刺激引起的，即外源性因素、内源性因素。社会因素、环境因素、病理因素，都是导致情志变动的内外因素。

1.社会因素

社会因素可以影响人的心理，而人的心理变化又能影响健康。人们的社会地位和生活条件的变迁，可引起情志变化而生病。男女之间的婚恋纠葛、家庭生活不协调，或家庭成员的生离死别等精神创伤，均可引起强烈的情志变化。正如《素问·疏五过论》说："切脉问名，当合男女，离绝菀结，忧恐喜怒，五脏空虚，血气离守"。《类经·论治类》注："离者失其亲爱，绝者断其所怀，菀谓思虑抑郁，结谓深情难解……"此外，社会动乱、流亡生活，饥馑灾荒等，都会造成人们精神的异常变化。社会因素十分复杂，其对人精神上的影响也是很复杂的。

2.环境因素

在自然环境中，有些非特异性刺激因素作用于人体，就可使情绪发生相应变化，引起情绪变化的机理在于他们影响了人体的生理功能活动，通过"心神"的主导作用而反馈在精神方面的表现。例如，四时更迭、月廓圆缺、声音、气味、颜色、食物等，都可影响情绪的变化。异常气候的剧烈变化更易对人的情绪产生明显影响。月相与人体生理密切相关，人的情绪也随月相的盈亏，而有相应变化。安静、幽雅、协调的生活环境，令人喜悦的气味，优美动听的乐曲，可使人清爽舒畅、精神振奋、提高工作效率。在喧嚣吵闹、杂乱无章、气味腥臭的环境中，人会感到心情不舒畅，压抑、沉闷，或厌倦、烦躁，工作和学习的效率会明显下降。不仅如此，不同的色彩会使人产生不同的感觉，从而直接影响人的精神状态。由于环境和人类是一个不可分割的有机整体。因此，环境因素是影响人情绪变化的重要方面。

3.病理因素

机体脏腑气血病变，也会引起情志的异常变化。《素问·调经论》指出："血有余则怒，不足则恐"，《灵枢·本神》说："肝气虚则恐，实则怒。……心气虚则悲，实则笑不止"，《素问·宣明五气论》指出："精气并于心则喜，并于肺则悲，并于肝则忧，并于脾则畏，并于肾则恐，是谓五并，虚而相并者也"，这是五脏精气乘一脏之虚而相并后引起的情志变化。凡此种种，都说明内脏病变可导致情志的改变，五脏虚实不同，亦可引起不同的情志变化。

（三）情志对健康的影响

在正常情况下，七情活动对机体生理功能起着协调作用，但若七情太过，超过人体自身调节的范围,使脏腑气血功能紊乱,而导致疾病。七情内伤,各有所主,情志对健康的影响也有一定的规律。

1. 情志刺激的性质与程度差异

七情之中,有六情属恶性刺激,唯有喜属于良性刺激。它为心志,笑为心声,笑是喜形于外的体现。经常保持喜悦、乐观的情绪,对健康是有好处的。故《儒门事亲》说:"喜者少病,百脉舒和故也",愤怒致病较重。《东医宝鉴·内景篇》说:"七情伤人,惟怒为甚,盖怒则肝木克脾土,脾伤则四脏俱伤矣"。怒多伤肝,肝失疏泄,气机升降逆乱,进而导致其他脏腑功能失调,故表现证情较重。惊恐致病较为难治。惊恐多自外来,在思想无准备的情况下,突然大惊卒恐,如视怪物、闻奇声、遇险境等,使人惊骇不已。多伤心肾,其治颇为棘手。

情志致病还与其刺激的程度强弱有关。根据情志刺激的程度,可分为暴发性和渐进性刺激两大类。暴发性刺激,多指突如其来的情志刺激,如意料之外的巨大打击、重大收获、巨大的事变或灾难、难以忍受的伤痛等,这些突发性的、强烈的刺激,使人气血逆乱,导致暴病、急病的发生。《淮南子·精神训》说:"人大怒破阴,大喜坠阳,大忧内崩,大怖生狂"。因暴发性刺激致病,多发病急、病情重、甚或夭亡。七情之中,喜、怒、惊、恐以刺激量过大、过猛为致病条件。临床所见因情志剧变导致的心阳暴脱而猝死,肝阳化风而卒中,以及暴聋、暴盲、发狂等情况,大多与喜怒惊恐有关。渐进性刺激,多是指某些问题在很长一段时间内未获得解决或实现,而在这一段时间内保持着持续性的异常精神状态。如精神紧张、思虑忧愁、悲伤不已等,这类精神刺激伤人精气,引起气机失调,致人疾病。《素问·汤液醪醴论》说:"嗜欲无穷,而忧患不止,精气驰坏,荣泣卫除,故神去之而病不愈也"。忧、思、悲的情志刺激以刺激时间长为致病条件,持续不良的心境,积久而成疾。因此,要根据不同情志的致病特点,自觉地采取相应的方法进行调节。

2. 情志变化的个体差异

人的体质有强弱之异,性格有刚柔之别,年龄有长幼之殊,性别有男女之分。因此,对同样的情志刺激,则会有不同的情绪反应。

(1)体质差异:体质强弱不同,对情志刺激的耐受力也有一定的差异。如《医宗必读》说:"外有危险,触之而惊,心胆强者不能为害,心胆怯者触而易惊。"《灵枢·通天》认为人们的体质有阴阳之气禀赋不同,对情志刺激反应也不同,"太阴之人,多阴无阳",精神易抑郁;"少阴之人,多阴少阳",心胸狭窄,多忧愁悲伤,郁郁不欢,"太阳之人,多阳无阴",感情易暴发;"少阳之人,多阳而少阴",爱慕虚荣,自尊心强。《灵枢·

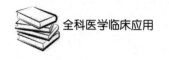

行针》指出:"多阳者多喜,多阴者多怒"。说明不同体质特点的人对情志刺激产生的好发性各别。

(2)性格差异:性格是人们个性心理特征的重要方面。一般而言,性格开朗乐观之人,心胸宽广,遇事心气平静而自安,故不易为病;性格抑郁之人、心胸狭隘,感情脆弱,情绪常激烈波动,易酿成疾患,这种耐受性的差异,与人的意志的勇怯密切相关。意志坚定者,善于控制、调节自己的感情,使之免于过激;意志怯弱者,经不起七情六欲的刺激,易做感情的俘虏,必然发生病变。《素问·经脉别论》云:"当是之时,勇者气行则已,怯者则著而为病也",说的就是这个道理。

(3)年龄差异:如儿童脏腑娇嫩、气血未充,中枢神经系统发育尚不完备,多为惊、恐情志致病;成年人,气血方刚,奋勇向上,又处在各种错综复杂的环境中,易怒、思为病;老年人,常有孤独情感,易为忧郁、悲伤、思虑所致病。

(4)性别差异:男性属阳,以气为主,性多刚悍,对外界刺激有两种倾向:一是不易引起强烈变化;一是表现为亢奋形式,多为狂喜、大怒,因气郁致病者相对少些。女性属阴,以血为先,其性多柔弱,一般比男性更易因情志为患。故《外台秘要方》有"女属阴,得气多郁"之说。女性对于情志的刺激,以忧悲、哀思致病为多见。正如《千金要方》说:"女人嗜欲多于丈夫,感病倍于男子,加以慈恋、爱憎、嫉妒、忧患、染者坚牢、情不自抑,所以为病根深,疗之难瘥"。诚然,妇女的禀性未必尽如以上所说,但女性多情志为患却已被临床所证实。

二、调神养生法

历代养生家把调养精神作为养生寿老之本法,防病治病之良药,《淮南子》说:"神清志平,百节皆宁,养性之本也;肥肌肤,充肠腹,供嗜欲,养性之末也"。《素问·上古大真论》言:"精神内守,病安从来?"说明"养生贵乎养神",不懂得养神之重要,单靠饮食营养、药物滋补,是难以达到健康长寿目的的。由于人的精神活动是在"心神"的主导作用下,脏腑功能活动与外界环境相适应的综合反应,所以精神调摄必然涉及多方面的问题。调神之法概括起来可有:清静养神、立志养德、开朗乐观、调畅情志、心理平衡等方面。

(一)清静养神

清静,是指精神情志保持淡泊宁静的状态。因神气清净而无杂念,可达真气内存,心神平安的目的。此处之"清静"是指思想清静,即心神之静。心神不用不动固然属静,但动而不妄动,用之不过,专而不乱,同样属于"静"。我们提倡的思想清静主要是思想专一,排除杂念,不见异思迁,想入非非,而是要思想安定,专心致志地从事各项工作、学习。

1.调养心神是养生之本

调神摄生,首在静养。这种思想源于老庄道家学说,后世在内容和方法上不断有所补充和发展。

养生家认为静养之要在于养心,道、儒、佛、医都有此主张。"儒曰正心,佛曰明心,道曰炼心,要皆参修心学一事""万法唯心,万道唯心。心为人之主宰,亦为精气神之主宰。炼精炼气炼神,均须先自炼心始"。心静则神清,心定则神凝,"故养生莫要于养心"。天玄子曰:"养心之大法有六:曰心广、心正、心平、心安、心静、心定,心广所以容万类也,心正所以诚意念也,心平所以得中和也,心安所以寡怨尤也,心静所以绝攀缘也,心定所以除外累、同大化也"(《道家养生学概要》)。凡事皆有根本,养心养神乃养生之根本,心神清明,则血气和平,有益健康。

《内经》从医学角度提出了"恬淡虚无"的养生防病思想。《素问·上古天真论》云:"虚邪贼风,避之有时;恬淡虚无,真气从之,精神内守,病安从来?"《素问·生气通天论》说:"清静则肉腠闭拒,虽有大风苛毒,弗之能害",这里从内外两个方面揭示了调摄的重要原则。对外,顺应自然变化和避免邪气的侵袭;对内,谨守虚无,心神宁静,这样外御内守,真气从之,邪不能害。可见,"恬淡虚无"之要旨是保持静养,思想清静、畅达情志,使精气神内守而不散失,保持人体形神合一的生理状态,有利于防病去疾,促进健康。

近年来,国内外有关学者非常重视思想清静与健康关系的研究。生理学研究证实,人在入静后,生命活动中枢的大脑又回复到人的儿童时代的大脑电波波慢状态,也就是人的衰老生化指标得到了"逆转"。经测定,高水平的气功师的脑电波与一般人有明显的不同。社会调查发现,凡经过重大精神挫折、思想打击之后,又未得到良好的精神调摄,多种疾病的发病率都有明显增加。社会实践证实,经常保持思想清静,调神养生,多练气功,可以有效地增强抗病能力,减少疾病发生,有益身心健康。

2.清静养神的方法

(1)少私寡欲:少私,是指减少私心杂念;寡欲,降低对名利和物质的嗜欲。老子《道德经》主张:"见素抱朴,少私寡欲。"《内经》指出"是以志闲而少欲,心安而不惧,形劳而不倦,气从以顺,各从其欲,皆得所愿……所以能年皆度百岁而动作不衰。"因为私心太重,嗜欲不止,欲望太高太多,达不到目的,就会产生忧郁、幻想、失望、悲伤、苦闷等不良情绪,从而扰乱清静之神。使心神处于无休止的混乱之中,导致气机紊

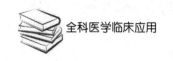

乱而发病。如果能减少私心、欲望,从实际情况出发,节制对私欲和对名利的奢望,则可减轻不必要的思想负担,使人变得心地坦然,心情舒畅,从而促进身心健康。而要做到少私寡欲,必须注意下述两点:一是明确私欲之害,以理收心。如《医学入门·保养说》言:"主于理,则人欲消亡而心清神悦,不求静而自静也"。二是要正确对待个人利害得失。《太上老君养生诀》说:"且夫善摄生者,要先除六害,然后可以保性命延驻百年。何者是也?一者薄名利,二者禁声色,三者廉货财,四者损滋味,五者除佞妄,六者去妒忌"。六害不除,万物扰心,神岂能清静?去六害养心神,确为经验之谈。

(2)养心敛思:养心,即保养心神;敛思,即专心致志,志向专一,排除杂念,驱逐烦恼。《医钞类编》说:"养心则神凝,神凝则气聚,气聚则气全,若日逐攘扰烦,神不守舍,则易衰老。"所谓凝神,即是心神集中专注一点,不散乱,不昏沉。可见,这种凝神敛思的养神方法,并非无知、无欲、无理想、无抱负,毫无精神寄托的闲散空虚。因此,它与饱食终日,无所用心者是截然不同的。从养生学角度而言,神贵凝而恶乱,思贵敛而恶散。凝神敛思是保持思想清静的良方。随着科学的发展,实验已证明,清静养神这种自我调节能保持神经系统不受外界精神因素干扰,使人体生理功能处于极佳状态。要想取得保养心神之良效。必须具备心地光明磊落,志有所专的品德。只有精神静谧,从容温和,排除杂念,专心致志,才能做到安静和调,心胸豁达,神清气和,乐观愉快,这样不仅有利于学习和工作,而且能使整体协调,生活规律,有利于健康长寿。

(二)立志养德

正确的精神调养,必须要有正确的人生观。只有对生活充满信心,有目标、有追求的人,才能很好地进行道德风貌的修养和精神调摄,更好地促进身心健康。

1. 立志修养

养生,首先要立志,所谓立志,就是要有为全人类服务的伟大志向,树立起生活的信念,对生活充满希望和乐趣。也就是说要有健康的心理、高尚的理想和道德情操,这是每个人的生活基石和精神支柱。

理想和信念是青少年健康成才的精神保障,有了正确的志向,才会真正促使他们积极探索生命的价值,寻找生活的真谛,追求知识,陶冶情操,促进身心全面健康发展。理想和信念又是老年人的延长生命活力的"增寿剂",不畏老是健康长寿的精神支柱,产生不畏老精神的重要思想基础就是晚年的理想和追求。老年人应重视健身养体,心胸开阔,情绪稳定,热爱生活,为社会发挥"余热",从而使内心感到无愧于一生的无限快乐的思想,这种思想又有益于健康。

理想和信念是生活的主宰和战胜疾病的动力。科学证明人的内在潜力很大,充满自信心,顽强的意志和毅力是战胜疾病的极为重要的力量。《灵枢·本脏篇》言:"志意者,所以御精神,收魂魄,适寒温,和喜怒者也"。就是说意志具有统帅精神,调和情志,抗邪防病等作用,意志坚强与否与健康密切相关。事实证明,信念、意志坚定的人,能较好地控制和调节自己的情绪,保持良好的精神状态。生活实践也证实了不少病残者靠自己的信心、意志和努力,主宰自己的命运,为社会做出了可贵的贡献。

综上所述,树立理想,坚定信念,充满信心,量力而行,保持健康的心理状态,是养生保健的重要一环。现代生理学和生物信息反馈疗法研究证明,坚强的意志和信念,能够影响内分泌的变化,如白细胞大幅度升高,改善生理功能,增强抵抗力,故有益于健康长寿。

2. 道德修养

古人把道德修养作为养生一项重要内容。儒家创始人孔子早就提出:"德润身","仁者寿"的理论。他在《中庸》中进一步指出:"修身以道,修道以仁","大德必得其寿"。他认为讲道德的人,待人宽厚大度,才能心旷神怡,体内安详舒泰得以高寿。古代的道家、墨家、法家、医家等,也都把养性养德列为摄生首务,并一直影响着后世历代养生家。唐代孙思邈在《千金要方》中说:"性既自喜,内外百病皆悉不生,祸乱灾害亦无由作,此养性之大经也",明代的《寿世保元》说:"积善有功,常存阴德,可以延年",明代王文禄也在《医先》中说:"养德、养生无二术"。由此可见,古代养生家把道德修养视作养生之根,养生和养德是密不可分的。他们的养性,道德观,虽有其历史的局限性和认识上的片面性,但其积极的一面对道德修养、摄生延年还是颇有益处的。

从生理上来讲,道德高尚,光明磊落,性格豁达,心理宁静,有利于神志安定,气血调和,人体生理功能正常而有规律地进行,精神饱满,形体健壮。这说明养德可以养气,养神,使"形与神俱",健康长寿。正如《素问·上古天真论》言:"内无思想之患,以恬愉为务,以自得为功,形体不敝,精神不散,亦可以百数"。现代养生实践证明,注意道德修养,塑造美好的心灵,助人为乐,养成健康高尚的生活情趣,获得巨大的精神满足,是保证身心健康的重要措施。

(三) 开朗乐观

性格开朗,精神乐观是健身的要素、长寿的法宝,这是人所共知的常理。

1. 性格开朗

性格是人的一种心理特征,它主要表现在人已经习惯了的行为方式上。性格开朗是胸怀宽广、气量豁达所反映出来的一种心理状态。性格虽然与人的基因和遗传因素直接相关,但随着环境和时间的变化,是可以改变的。人们都有一个使自己的性格适

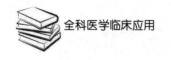

应于自然、社会和自身健康的改造任务。

医学研究已证明,人的性格与健康、疾病的关系极为密切。情绪的稳定,对一个人的健康起着重要作用。性格开朗,活泼乐观,精神健康者,不易患精神病、重病和慢性病,即使患了病也较易治愈,容易康复。不良性格对人体健康的影响是多方面的,它可以从各方面对人体大脑、内脏及其他部位产生危害。

培养良好性格的基本原则是,从大处着眼,从具体事情入手,通过自己美好的行为,塑造开朗的性格。首先要认识到不良性格对身心健康的危害,树立正确的人生观,正确对待自己和别人,看问题、处理问题要目光远大,心胸开阔,宽以待人,大度处事,不斤斤计较,不钻牛角尖。科学、合理地安排自己的工作、学习和业余生活,丰富生活内容,陶冶性情。

2. 情绪乐观

情绪乐观既是人体生理功能的需要,也是人们日常生活的需要。孔子在《论语》中说:"发愤忘食,乐以忘忧,不知老之将至云尔"。可见,乐观的情绪是调养精神,舒畅情志,防衰抗老的最好的精神营养。精神乐观可使营卫流通,气血和畅,生机旺盛,从而身心健康。正如《素问·举痛论》云:"喜则气和志达,营卫调利"。

要想永保乐观的情绪,首先要培养开朗的性格,因为乐观的情绪与开朗的性格是密切相关的。心胸宽广,精神才能愉快。其次,对于名利和享受,要培养"知足常乐"的思想,要体会"比上不足,比下有余"的道理,这样可以感到生活和心理上的满足。再次,培养幽默风趣感,幽默的直接效果是产生笑意。现代科学研究已证明,笑是一种独特的运动方式,它可以调节人体的心理活动,促进生理功能,改善生活环境,使人养成无忧无虑,开朗乐观的性格,让生命充满青春的活力。

(四)保持心理平衡

当代社会的特点之一是竞争。长期处在高节奏的竞争环境中,容易产生焦虑、心力疲劳、神经质等心理现象。处理不好就会影响心理健康。为了适应社会的发展,保证健康的体魄,就必须培养在竞争中保持心理平衡的能力。

1. 培养竞争的意识和心理素质

所谓竞争意识,就是要有进取心和高度的责任感。有高度责任感的人,表现于对知识的索取,对技艺的追求和对志趣的倾心。因此,视野开阔,生活充实。

竞争社会所需的心理素质,首先要有顽强的毅力,毅力是一种持久坚强的意志,它是精神健康的有力保证。同时,要有良好的心理承受力。剧烈的竞争常会打破原有的心理平衡,所以必须学会自我调节,做到胜不骄,败不馁,不为琐事忧虑烦恼。无论在任何情况下,都可心地坦然的迎接新的挑战。

在竞争社会冢,有些人在竞争失败后,可产生自卑感,社会需要是多方面的,人的兴趣和能力也是多种多样的,人各有所长,各有所短,从来不曾有过全能的"天才"。因此,不必为一时一事的失利而苦恼,丧失信心。应在实践中不断总结经验教训,克服自卑感,不断挖掘自己的潜能,扬长避短,科学安排工作和学习,就会增加成功率。竞争的社会更易产生嫉妒心理,嫉妒是一种心理现象,它是指对别人比自己优越,如才华、品德、名声、成就、相貌等高于自己时,想排除别人优势而表现一种不甘心和怨恨的强烈情绪状态,这种消极的心理状态会降低人体生理功能而导致身心疾病。消除嫉妒心理的基本方法,就是培养正确的拼搏精神,即树立欢迎别人超过自己,更有勇气超过别人的正确观念。摆脱一切不良情绪,发挥自己的长处,在可能的范围内达到最佳水平。社会的发展将会促进合理的竞争,培养竞争意识,适应社会的需要,就能在当代环境中保持健康的平衡心理,保证旺盛的精力,健康的体魄,这对自己、对社会都是有益的,也是每个人应该具备的心理素质。

三、调摄情绪法

历代养生家都非常重视七情调援。具体方法多种多样,但归纳起来可分为节制法、疏泄法、转移法和情志制约法。

(一)节制法

所调节制法就是调和、节制情感,防止七情过极,达到心理平衡。《吕氏春秋》说:"欲有情,情有节,圣人修节以止欲,故不过行其情也"。重视精神修养,首先要节制自己的感情才能维护心理的协调平衡。

1.遇事戒怒

"怒"是历代养生家最忌讳的一种情绪,它是情志致病的魁首,对人体健康危害极大。怒不仅伤肝脏,怒气还伤心、伤胃、伤脑等,导致各种疾病。《千金要方》指出:"卫生切要知三戒,大怒、大欲、并大醉,三者若还有一焉,须防损失真元气"。《老老恒言·戒怒》亦说;"人借气以充身,故平日在乎善养。所忌最是怒。怒气一发,则气逆而不顺,窒而不舒,伤我气,即足以伤我身"。这些论述把戒怒放在首位,指出了气怒伤身的严重的危害性,故戒怒是养生一大课题。

制怒之法,首先是以理制怒。即以理性克服感情上的冲动,在日常工作和生活中,虽遇可怒之事,但想一想其不良后果,可理智地控制自己过极情绪,使情绪反映"发之于情""止之于理"。其次,可用提醒法制怒。在自己的床头或案头写上"制怒""息

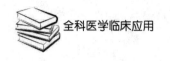

怒""遇事戒怒"等警言,以此作为自己的生活信条,随时提醒自己可收到良好效果。再次。怒后反省,每次发怒之后,吸取教训,并计算一下未发怒的日子,减少发怒次数,逐渐养成遇事不怒的习惯。

2. 宠辱不惊

人世沧桑,诸事纷繁;喜怒哀乐,此起彼伏。老庄提出"宠辱不惊"之处世态度,视荣辱若一,后世遂称得失不动心为宠辱不惊。对于任何重大变故,都要保持稳定的心理状态,不要超过正常的生理限度。现代医学研究证明,情志刺激与免疫功能之间的联系息息相关。任何过激的刺激都可削弱白细胞的战斗力,减弱人体免疫能力,使人体内防御系统的功能低下而致病。为了健康长寿,任何情绪的过分激动都是不可取的。总之,要善于自我调节情感,以便养神治身。对外界的事物刺激,既要有所感受,又要思想安定,七情平和,明辨是非,保持安和的处世态度和稳定的心理状态。

(二)疏泄法

把积聚、抑郁在心中的不良情绪,通过适当的方式宣达、发泄出会,以尽快恢复心理平衡,称之为疏泄法。具体做法可采取下面几种方式。

1. 直接发泄

用直接的方法把心中的不良情绪发泄出去,例如当遇到不幸,悲痛万分时,不妨大哭一场;遭逢挫折,心情压抑时,可以通过急促、强烈、粗犷、无拘无束的喊叫,将内心的郁积发泄出来,从而使精神状态和心理状态恢复平衡。发泄不良情绪,必须学会正当的途径和渠道来发泄和排遣之,决不可采用不理智的冲动性的行为方式。否则,非但无益,反而会带来新的烦恼,引起更严重的不良情绪。

2. 疏导宣散

出现不良情绪时,借助于别人的疏导,可以把闷在心里的郁闷宣散出来。所以,扩大社会交往,广交朋友,互相尊重,互相帮助,是解忧消愁,克服不良情绪的有效方法。研究证明,建立良好的人际关系,缩小"人际关系心里距",是医治心理不健康的良药。

(三)转移法

转移法又可称移情法。即通过一定的方法和措施改变人的思想焦点,或改变其周围环境,使其与不良刺激因素脱离接触,从而从情感纠葛中解放出来,或转移到另外事物上去。《素问·移情变气论》言:"古之治病,惟其移精变气,可祝由而已"。古代的祝由疗法,实际上是心理疗法。其本质是转移患者的精神,以达到调整气机,精神内守的作用。转移法可采取以下几种方法。

1. 升华超脱

所谓升华,就是用顽强的意志战胜不良情绪的干扰,用理智战胜生活中的不幸,并把理智和情感化作行为的动力,投身于事业中去,以工作和事业的成绩来冲淡感情上的痛苦,寄托自己的情思。这也是排除不良情绪,保持稳定心理状态的一条重要保健方法。

超脱,即超然,思想上把事情看得淡一些,行动上脱离导致不良情绪的环境。在心情不快、痛苦不解时,可以到环境优美的公园或视野开阔的海滨漫步散心,可驱除烦恼,产生豁达明朗的心境。如果条件许可,还可以作短期旅游,把自己置身于绮丽多彩的自然美景之中,可使精神愉快,气机舒畅,忘却忧烦,寄托情怀,美化心灵。

2. 移情易性

移情,即排遣情思,改变内心情绪的指向性;易性,即改易心志,进过排除内心杂念和抑郁,改变其不良情绪和习惯。《临证指南医案》华岫云说:"情志之郁,由于隐情曲意不伸,……郁症全在病者能移情易性","移情易性"是中医心理保健法的重要内容之一。"移情易性"的具体方法很多,可根据不同人的心理、环境和条件等,采取不同措施,进行灵活运用。《北史·崔光传》说:"取乐琴书,颐养神性",《理瀹骈文》说:"七情之病者,看书解闷,听曲消愁,有胜于服药者矣"。《千金要方》亦说:"弹琴瑟,调心神,和性情,节嗜欲"。古人早就认识到琴棋书画具有影响人的情感,转移情志,陶冶性情的作用。实践证明,情绪不佳时,听听适宜的音乐,观赏一场幽默的相声或喜剧,苦闷顿消,精神振奋。可见,移情易性并不是压抑情感。如对愤怒者,要疏散其怒气;对悲痛者,要使其脱离产生悲痛的环境与气氛;对屈辱者,要增强其自尊心;对痴情思者,要冲淡其思念的缠绵;对有迷信观念者,要用科学知识消除其愚昧的偏见等等。

3. 运动移情

运动不仅可以增强生命的活力,而且能改善不良情绪,使人精神愉快。因为运动可以有效地把不良情绪的能量发散出去,调整机体平衡。当自己的情绪苦闷、烦恼,或情绪激动与别人争吵时,最好的方法是转移一下注意力,去参加体育锻炼。如打球、散步、爬山等活动,也可采用传统的运动健身法和太极拳、太极剑、导引保健功等,传统的体育运动锻炼主张动中有静,静中有动,动静结合,因而能使形神舒畅,松静自然,心神安合,达到阴阳协调平衡。且有一种浩然之气充满天地之间之感,一切不良情绪随之而消。此外,还可以参加适当的体力劳动,用肌肉的紧张去消除精神的紧张。在劳动中付出辛勤的汗水,促进血液循环,活跃了生命功能,使人心情愉快,精神饱满。

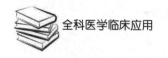

（四）情志制约法

情志制约法，又称以情胜情法。它是根据情志及五脏间存在的阴阳五行生克原理，用互相制约、互相克制的情志，来转移和干扰原来对机体有害的情志，借以达到协调情志的目的。

1. 五脏情志制约法

《素问·阴阳应象大论》曾指出："怒伤肝，悲胜怒""喜伤心，恐胜喜""思伤脾，怒胜思""忧伤肺，喜胜忧""恐伤肾，思胜恐"。这是认识了精神因素与形体内脏、情志之间，及生理病理上相互影响的辩证关系，根据"以偏救偏"的原理，创立的"以情胜情"的独特方法。正如《医方考》所言："情志过极，非药可愈，顺以情胜，《内经》一言，百代宗之，是无形之药也"。朱丹溪宗《内经》之旨指出："怒伤，以忧胜之，以恐解之；喜伤，以恐胜之，以怒解之；忧伤，以喜胜之，以怒解之；恐伤，以思胜之，以忧解之；惊伤，以忧胜之，以恐解之，此法惟贤者能之"。同期医家张子和更加具体地指出："以悲制怒，以怆恻苦楚之言感之；以善治悲，以谑浪戏狎之言娱之；以恐治喜，以恐惧死亡之言怖之；以怒制思，以污辱欺罔之言触之；以思治恐，以虑彼忘此之言夺之"。后世不少医家对情志的调摄有时比药石祛疾还加重视，而且创造了许多行之有效的情志疗法。例如，或逗之以笑，或激之以怒，或惹之以哭，或引之以恐等，因势利导，宣泄积郁之情，畅遂情志。总之，情志既可致病，又可治病的理论，在心理保健上是有特殊意义的。

在运用"以情胜情"方法时，要注意情志刺激的总强度，超过或压倒致病的情志因素，或是采用突然地强大刺激，或是采用持续不断的强化刺激，总之后者要适当超过前者，否则就难以达到目的。

2. 阴阳情志制约法

运用情志之间阴阳属性的对立制约关系，调节情志，协调阴阳，是为阴阳情志制约法。人类的情志活动是相当复杂的，往往多种情感互相交错，很难明确区分其五脏所主及五行属性，然而情志活动可用阴阳属性来分，此亦即现代心理学所称的"情感的两极性"。《素问·举通论》指出："怒则气上，喜则气缓，悲则气消，恐则气下，……惊则气乱……思则气结"。七情引出的气机异常，具有两极倾向的特点。根据阴阳分类，人的多种多样的情感，皆可配合成对，例如，喜与悲、喜与怒、怒与恐、惊与思、怒与思、喜乐与忧愁、喜与恶、爱与恨等等，性质彼此相反的情志，对人体阴阳气血的影响也正好相反。因而相反的情志之间，可以互相调节控制，使阴阳平衡。喜可胜悲，悲也可胜喜；喜可胜恐，恐也可胜喜；怒可胜恐，恐也可胜怒等。总之，应采用使之产生有针对性的情志变化的刺激方法，通过相反的情志变动，以调整整体气机，从而起到协调情志

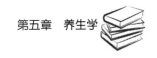

的作用。

以情胜情实际上是一种整体气调整方法，人们只要掌握情志对于气机运行影响的特点，采用相应方法即可，切不可简单机械、千篇一律的按图照搬。倘若单纯拘泥于五行相生相克而滥用情志制约法，有可能增加新的不良刺激。因此，只有掌握其精神实质，方法运用得当，才能真正起到心理保健作用。

第二节　起居作息与养生

起居调摄主要指对日常生活中各个方面进行科学安排及采取一系列健身措施，以达到祛病强身、益寿延年的目的。

起居调摄所包含的内容很多，衣食住行、站立坐卧、苦乐劳逸等的养生措施都属起居调摄范畴。本章只介绍起居有常、劳逸适度、服装顺时适体和排便保健法四个方面。

一、起居有常

起居有常主要是指起卧作息和日常生活的各个方面有一定的规律并合乎自然界和人体的生理常度。它要求人们起居作息、日常生活要有规律，这是强身健体、延年益寿的重要原则。

（一）合理作息的保健作用

古代养生家认为，人们的寿命长短与能否合理安排起居作息有着密切的关系。《素问·上古天真论》说："饮食有节，起居有常，不妄作劳，故能形与神俱，而尽终其天年，度百岁乃去"。可见，自古以来，我国人民就非常重视起居有常对人体的保健作用。

《素问·生气通天论》说："起居如惊，神气乃浮"，清代名医张隐庵说："起居有常，养其神也，不妄作劳，养其精也。夫神气去，形独居，人乃死。能调养其神气，故能与形俱存，而尽终其天年"，这说明起居有常是调养神气的重要法则。神气在人体中具有重要作用，它是对人体生命活动的总概括。人们若能起居有常，合理作息，就能保养神气，使人体精力充沛，生命力旺盛，面色红润光泽，目光炯炯，神采奕奕。反之，若起居无常，不能合乎自然规律和人体常度来安排作息，天长日久则神气衰败，就会出现精神萎靡，生命力衰退，面色不华，目光呆滞无神。

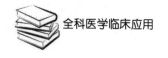

1. 提高人体适应力

古代养生家认为,起居作息有规律以及保持良好的生活习惯,能提高人体对自然环境的适应能力,从而避免发生疾病,达到延缓衰老、健康长寿的目的。

现代老年医学过对人类衰老变化与衰老机理的研究认为,不同种属的生物具有不同的寿命期限,这种期限与遗传有关。每种生物的寿命在遗传基因中都按出生、生长、发育、成熟、衰老、死亡这一过程,预先做了程序安排。这种生命过程的安排,被称为"生命钟",即按"生物钟"的规律演变展现一系列的生命过程,决定着生物寿命的长短。虽然人体后天的周期性节律变化受生物钟的控制,但更为现实的在于训练和培养。人类大脑皮层在机体内已成为各种生理活动的最高调节器官,而大脑皮层的基本活动方式是一种条件反射。这种条件反射是个体在生活中获得的,有明显的个体差异和一个逐步建立的过程,这一过程的建成和巩固与生活作息规律有密切关系。条件反射一建成,其活动就相对稳定,并且具有预见性和适应性。而条件反射还可以随环境因素的变化而消退或重新建成,这样就提高了人体对环境的适应能力。有规律的作息制度可以在大脑神经中枢建立各种条件反射,并使其不断巩固,形成稳定的良好的生活习惯。一系列条件反射,又促进人体生理活动有规律的健康发展。可见,养成良好的生活作息规律是提高人体适应力,保证健康长寿的要诀之一。

2. 生活作息失常的危害

《内经》告诫人们,如果"起居无节",便将"半百而衰也"。就是说,在日常生活中,若起居作息毫无规律,恣意妄行,逆于生乐,以酒为浆,以妄为常,就会引起早衰以致损伤寿命。现代研究认为,人体进入成熟以后,随着年龄的不断增长,身体的形态、结构及其功能开始出现一系列退行性变化。例如适应能力减退、抵抗能力下降、发病率增加等,这些变化统称为老化。老化是一个比较漫长的过程,衰老多发生在老化过程的后期,是老化的结果。生理性衰老是生命过程的必然。但仍可通过养生延缓衰老;病理性衰老则可结合保健防病加以控制。有些人生活作息很不规律,夜卧晨起没有定时,贪图一时舒适,四体不勤,放纵淫欲,其结果必致加速老化和衰老,并进而导致死亡。

葛洪在《抱朴子·极言》中指出:"定息失时,伤也"。生活规律破坏,起居失调,则精神紊乱,脏腑功能损坏,身体各组织器官都可产生疾病。特别是年老体弱者,生活作息失常对身体的损害更为明显。据现代研究资料表明:在同等年龄组内,退休工人比在职工人发病率高达三倍之多。说明只有建立合理的作息制度,休息、劳动、饮食、睡眠,皆有规律,并持之以恒,才能增进健康,尽终其天年。

3.建立科学的作息制度

人生活在自然界中,与之息息相关。因此,人们的起卧休息只有与自然界阴阳消长的变化规律相适应,才能有益于健康。例如,平旦之时阳气从阴始生,到日中之时,则阳气最盛,黄昏时分则阳气渐虚而阴气渐长,深夜之时则阴气最为隆盛。人们应在白昼阳气隆盛之时从事日常活动,而到夜晚阳气衰微的时候,就要安卧休息,也就是古人所说的"日出而作,日入而息",这样可以起到保持阴阳运动平衡协调的作用。又如,一年之中,四时的阴阳消长,对人体的影响尤为明显。因此,孙思邈说:"善摄生者卧起有四时之早晚,兴居有至和之常制"。即根据季节变化和个人的具体情况制定出符合生理需要的作息制度,并养成按时作息的习惯,使人体的生理功能保持在稳定平衡的良好状态中,这就是起居有常的真谛听在。

有规律的周期性变化是宇宙间的普遍现象,从天体运行到人体生命活动,都有内在规律或称节律。现代医学已证实,人的生命活动都遵循着一定周期或节律而展开。如人的情绪、体力、智力等也都有一定的时间规律,体力、情绪和智力的节律周期分别为23天、28天和33天,每个周期又分为旺盛和衰退两个阶段。人的体温总是凌晨2~6时最低,下午2~8时最高。脉搏和呼吸是清晨最慢,白天较快。血压也是白天高,夜间低。

规律的生活作息能使大脑皮层在机体内的调节活动形成有节律的条件反射系统,这是健康长寿的必要条件。培养规律生活习惯的最好措施是主动地安排合理的生活作息制度,做到每日定时睡眠、定时起床、定时用餐、定时工作学习、定时锻炼身体、定时排大便、定期洗澡等。把生活安排得井井有条,使人们生机勃勃,精神饱满地工作、学习。这样,对人体健康长寿是大有益处的。

二、劳逸适度

(一) 劳逸适度的保健作用

劳和逸之间具有一种相互对立、相互协调的辩证统一关系,二者都是人体的生理需要。人们在生活中,必须有劳有地,既不能过劳,也不能过逸。孙思邈《备急千金要方·道林养性》说:"养生之道,常欲小劳,但莫疲及强所不能堪耳"。古人主张劳逸"中和",有常有节。长期以来的实践证明,劳逸适度对人体养生保健起着重要作用。

1.调节气血运行

在人生过程中,绝对的"静"或相对的"动"是不可能的,只有动静结合,劳逸适度,才能对人体保健起到真正作用。适用劳作,有益于人体健康。经常合理的从事一些体

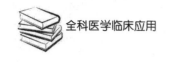

力劳动有利于活动筋骨,通畅气血,强健体魄,增强体质,能锻炼意志,增强毅力,从而保持了生命活动的能力。

现代医学研究认为,合理的劳动对心血管、内分泌、神经、精神、运动、肌肉等各个系统都有好处。如劳动能促进血液循环,改善呼吸和消化功能、提高基础代谢率,兴奋大脑皮层对肌体各部的调节能力,调节精神。

适当休息也是生理的需要,它是消除疲劳、恢复体力和精力,调节身心必不可缺的方法。现代实验证明,疲劳能降低生物的抗病能力,易于受到病菌的侵袭。有人给疲劳和未疲劳的猴子同时注射等量病菌,结果发现疲劳的猴子被感染得病,另一方却安然无恙,这说明合理休息是增强机体免疫能力的重要手段。

2. 益智防衰

所谓"劳",不光指体力劳动,还包括脑力劳动,科学用脑也是养生保健的重要方面。科学用脑,就是用脑的劳逸适度问题,它要求人们勤于用脑,注重训练脑力的功能和开发其潜能,又要注重对脑的保养,防止疲劳作业。在实际生活中,许多人由于惰性的原因,往往容易犯"懒于动脑"的毛病。因此,应大力提倡善于用脑,劳而不倦,保持大脑常用不衰。

现代研究证明,一个人经常合理地用脑,不但不会加速衰老,反而有防止脑老化的功能。实验证明,在相同年龄组的人群中,经常用脑和不用脑的人相比,能够经常性合理用脑的人脑萎缩少,空洞体积小。因而得出结论,经常性合理用脑,可以预防衰老,增加智力,尤其是能够预防老年痴呆。

(二)劳逸失度的害处

劳动本来是人类的"第一需要",但劳伤过度则可内伤脏腑,成为致病原因。《庄子·刻意》说:"形劳而不休则弊,精用而不已则劳,劳则竭"。劳役过度,精竭形弊是导致内伤虚损的重要原因。如《素问·宣明五气篇》说:"五劳所伤,久视伤血,久卧伤气,久坐伤肉,久立伤骨,久行伤筋",过度劳倦与内伤密切相关。李东坦在《脾胃论》中提出,劳役过度可致脾胃内伤百病由生。《医宗必读》说:"后天之本在脾"。因而脾胃伤则气血亏少,诸疾蜂起。叶天士医案也记载,过度劳形奔走,驰骑习武,可致百脉震动,劳伤失血,或血络瘀痹,诸疾丛集。人到老年,气血渐衰,尤当注意劳逸适度,慎防劳伤。

贪逸无度,气机郁滞。过劳伤人,过度安逸同样可以致病。《吕氏春秋》云:"出则以车,入则以辇,务以自佚,命曰招＊＊之机……富贵之所以致也"。佚者,逸也,过于安逸是富贵人得病之由。清代医家陆九芝说:"自逸病之不讲,而世只知有劳病,不知有逸病,然而逸之为病,正不少也。逸乃逸豫、安逸之所生病,与劳相反"。《内经》中所提到的"久卧伤气""久坐伤肉",即指过度安逸而言。张介宾说:"久卧则阳气不伸,故伤气;久坐则血脉滞于四体,故伤肉"。缺乏劳动和体育锻炼的人,易引起气机不畅,升降出入失常。升降出入是人体气机运动的基本形式。人体脏腑经络气血阴阳的运动变化,无不依赖于气机的升降出入。贪图安逸过度,不进行适当的活动,气机的升降出入就会呆滞不畅。气机失常可影响到五脏六腑、表里内外、四肢九窍,而发生种种病理变化。根据生物进化理论,用则进废则退,若过逸不劳,则气机不畅,人体功能活动衰退,气机运动一旦停止,生命活动也就终止。可见,贪逸不劳也会损害人体健康,甚至危及生命。

正确处理劳逸之间的关系,对于养生保健起着重要作用。不过,劳与逸的形式多种多样,并且劳与逸的概念又具有相对性,应当根据个人的具体情况合理安排。养生学家主张劳逸结合,互相协调。例如劳与逸穿插交替进行,或劳与逸互相包含,劳中有逸,逸中有劳,只有劳逸协调适度才会对人体有监。

(1)体力劳动要轻重相宜:在工业劳动方面,由于受工种、工序、场所等的限制,自己任意选择劳动条件的机会较少,但仍要注意劳动强度轻重相宜。更重要的是应安排好业余生活,使自己的精力、体力、心理、卫生等得到充分恢复和发展。在田园劳动方面,应根据体力,量力而行,选择适当的内容,要注意轻重搭配进行。

(2)脑力劳动要与体力活动相结合:脑力劳动偏重于静,体力活动偏重于动。动以养形,静以养神,体脑结合,则动静兼修,形神共养。如脑力劳动者,可进行一些体育锻炼,使机体各部位得到充分有效的运动。脑力劳动者,还可从事美化庭院活动,在庭院内种植一些花草树木,并可结合场景吟诗作画,陶冶情趣,有利于身心健康,延年益寿。

(3)家务劳动秩序化:操传家务是一项繁杂的劳动。主要包括清扫、洗晒、烹饪、缝补、尊老爱幼、教育子女等,只要安排得当,则能够杂而不乱,有条不紊,有劳有逸,既锻炼身体,又增添精神享受,有利于健康长寿。反之,若家务劳动没有秩序,杂乱无章则形劳神疲,甚至造成早衰折寿。

(4)休息保养多样化:要做到劳逸结合,就要注意多样化的休息方式。休息可分为静式休息和动式休息,静式休息主要是指睡眠,动式休息主要是指人体活动,可根据不同爱好自行选择不同形式。如听相声、听音乐、聊天、看戏、下棋、散步、观景、钓鱼、赋诗作画、打太极拳等。总之,动静结合,寓静于动,既达到休息目的,又起到娱乐效果,不仅使人体消除疲劳,精力充沛,而且使生活充满乐趣。

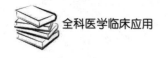

三、服装顺时适体

服装是人们日常生活中最基本的要素之一,是人类在长期生活中逐渐发明的,是人类文明的表现。首先,服装是用来御寒防暑,保护肌体的物品。其次,服装也反映了时代精神风貌和物质财富水平,在一定程度上体现着社会的文明程度。

(一)服装的保健意义

服装的主要功用就在于御寒防暑,保护机体免受外界理化因素的刺激和生物因素的侵袭,人们为了适应外界气候的变化,维护机体内外阴阳的动态平衡,除自身生理功能的调节外,衣着也起着极为重要的辅助作用。现代研究认为,人体和衣服之间存在着一定的空隙,被称为衣服内气候。衣服内气候的正常范围是:温度 32 ± 1℃,风速 $0.25\pm0.15m/s$。适当的衣服内气候,可使人的体温调节中枢处于正常状态,维护温热感,有利于提高工作效率和恢复体力。若衣服内气候失常,则体温调节中枢处于紧张状态,甚至可影响到机体其他系统的功能,造成疾病。衣着适宜,可使人体与外在环境之间进行正常的热量交换,从而维持衣服内气候的相对稳定,达到保健的目的。

(二)制装的原则

制装的原则既要顺应四时阴阳变化,又要舒适得体。

1. 顺应四时

选择衣料,应根据不同季节而各有所异,可参考以下几点:

(1)保温性:纺织衣料的导热性越低,它的热缘性和保暖性越好。实验证明,在摄氏 15℃时,麻纱衣料放热量约为 60%,而毛织品不到 20%,故麻纱类作为夏季衣料为宜,毛织品可制成冬装,氯纶、醋酯纤维和腈纶等导热性也较低,也是保温性良好的纺织材料。此外,织物越厚,单位时间内散发的热量越少,保暖性能越好。

(2)透气性:冬季外衣织物的透气性应较小,以保证衣服具有良好的防风性能,而起到保温作用。夏季衣料应具有较好的透气性,有利于体内散热。

(3)吸湿性和散湿性:夏天的衣服和冬装内衣,除了注意透气外,还要注意选择吸湿、散湿性能良好的纤维。这样有利于吸收汗液和蒸发湿气。

(4)色泽:衣料颜色不同,对热的吸收和反射的强度也不相同。一般来说,衣服颜色越深,吸热性越强,反射性越差;颜色越淡,反射性越强,吸热性越差。夏天宜穿浅颜色服装,以反射辐射热;冬天宜穿深色衣服,以利吸收辐射热。另外,衣着的颜色对人的心情调节和陶冶也有直接关系。

(5)质地:内衣和夏装要选择轻而柔软的衣料,穿在身上有较爽的感觉,若贴身穿

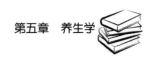

粗糙硬挺的衣服,不但不舒服,而且皮肤易于摩擦受伤。

在我国四季分明,制装应符合季节变化的特点。春秋季节气候温和,多种纺织品均可选作衣料,由于春季多风,秋季偏燥,故制装时选择透气性和吸湿性适中的衣料为宜。化学纤维纺织品的透气和吸湿性能都低于棉织品,而高于丝织品,最适宜做春秋季节的衣料,并且具有耐磨、挺括、色泽鲜艳的优点。有些化纤品对人体还有一定的医疗作用,如用氯纶纤维为原料制成的衣服,其导电性能差,穿在身上与皮肤摩擦,会产生并蓄积相当量的静电,此静电对人体的关节可起到轻度的、类似电疗的作用。不过由于化学纤维在生产过程中,掺入了一些其他物质,有时会对皮肤产生一些不良刺激,如果注意做到勤换衣服,则可避免这种现象。

夏季气候炎热,制作服装的基本原则是降温、通风透气,以利于体热和汗水的散发。《老老恒言·衣》说:"夏虽极热时,必着葛布短半臂,以护其胸背"。就是说,要人们至少穿着背心短袖衫之类,尤其是对体弱和老年人更为重要。

冬季气候寒冷,服装要达到防寒保温的效果,宜选择织物厚、透气性小和保温性良好的深色材料。随着生活水平不断提高,人们逐步用丝棉、驼毛、人造毛、羽绒等来代替棉花。既松软轻便,保温效果又好。此外,帽子、鞋袜、围巾等,也要求根据四时特点合理选用。

2.舒适得体

人们应当做到"量体裁衣"。保障衣着有利于气血运行和正常发育。尤其是在青少年时期。生长发育比较旺盛,不可片面追求线条美和造型,衣着和服饰不应过紧过瘦。现代研究认为,若衣着压力超过 $30g/cm^2$,人体就有一种压迫感,穿着就会不舒适。如果年轻女性长期束胸以及乳罩过紧,则会影响胸廓发育,降低肺活量,束腰过紧,可致肋缘凹陷、胸廓变形、腹腔脏器移位,有损于健康。相反,衣着过于肥大、襟袖过长,则不利于保暖,也不便于活动。对于老人、小孩以及某些专业人员还是不安全因素,容易造成外伤和事故。

舒适是人类本能的需要,从卫生学角度看,穿衣就是为了起舒适、保健的作用。《老老恒言·衣》:"惟长短宽窄,期于适体"。衣着款式合体才会既增添美感,又使人感觉舒适,从而起到养生保健的效果。

(三)增减衣服的宜忌

由于四季气候的变化各有一定的特点,所以脱着衣服时必须不失四时之节。春季阴寒未尽,阳气渐生,早春宜减衣不减裤,以助阳气的升发。夏季尽管阳热炽盛,适当地脱着衣服,仍是避其凉热的最佳方法。秋季气候转凉,亦要注意加衣,但要避免一次

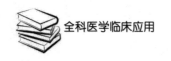

加衣过多。俗有"春捂秋冻"之说，即春季宁稍暖，秋季可稍凉。冬季"宜寒甚方加棉衣，以渐加厚，不得一顿便多，唯无寒而已"（《摄生消息论》）。

衣服要随天气变化及时增减，切不可急穿急脱，忽冷忽热。《摄生消息论·春季摄生消息论》说："春季天气寒暄不一，不可顿去棉衣。老人气弱骨疏体怯，风冷易伤腠理，时备夹衣，温暖易之。一重减一重不可暴去"。《老老恒言·燕居》亦说"棉衣不顿加，少暖又须暂脱"。古人认识到穿衣不宜过暖过寒，否则反倒容易受邪致病。因为衣服过暖或过寒，则机体缺乏耐受风寒的能力，而使抗邪防病之力减弱。至于老人和身体虚弱的人，由于对寒热的耐受性较差，所以又当尽量注意慎干脱着，以免风寒暑湿之侵，小心调摄。《彭祖摄生养性论》说："先寒而后衣，先热而后解"，说明衣服地脱着应根据天气变化及时更换。此外，出汗之后，穿脱衣服尤宜注意如下二者。一者，大汗之时忌当风脱衣，如《千金要方·道林养性》说："凡大汗勿偏脱衣，喜得偏风半身不遂"。这是因为大汗之时，人体腠理发泄，汗孔开放，骤然脱衣，易受风寒之邪侵袭而致病。二者，汗湿之衣勿得久穿，如《千金要方·道林养性》说："湿衣与汗衣皆不可久着，令人发疮及风瘙"；《老老恒言·防疾》亦说："汗止又须即易"。因为汗后湿衣不易干，伤害人体阳气。汗后腠理虚，汗湿滞留肌肤，易产生风寒湿之类的病变。

四、排便保健法

二便是人体新陈代谢、排除代谢废物的主要形式。二便正常与否，直接影响到人体的健康。所以，养成良好的二便卫生习惯，对健康长寿具有重要意义。

（一）大便通畅的保健法

古代养生家对保持大便通畅极为重视。汉代王充在《论衡》中指出："欲得长生，肠中常清，欲得不死，肠中无滓"。金元时期的朱丹溪也说："五味入口，即入于胃，留毒不散，积聚既久，致伤冲和，诸病生焉"。就是说，肠中的残渣、浊物要及时不断地给以清理，排出体外，才能保证机体的生理功能。如果大便经常秘结不畅，可导致浊气上扰，气血逆乱，脏腑功能失调，因此而产生或诱发多种疾病，如头痛、牙痛、肛门病、冠心病、高血压、脑血管意外、肠癌等。现代的衰老理论中，有一种自家中毒学说认为，衰老是由于生物体在自身代谢过程中，不断产生毒素，逐渐使机体发生慢性中毒而出现衰老。大便不畅，最易使机体产生慢性自身中毒而出现衰老。可见这种学说与中医保持大便通畅可以防病延年的观点是一致的。保持大便通畅的方法很多，简要介绍如下：

例如，晚上睡觉之前或早晨起床之后，可按时上厕所，久而久之，则可养成按时大便的习惯。

(二)排便要顺其自然

养生家曹慈山在论述排便时说:"养生之过,惟贵自然"。要做到有便不强忍,大便不强挣。"强忍"和"强挣"都易损伤人体正气,引起痔疮等病。

从现代医学观点看,忍便不解则使粪便部分毒素会被肠组织黏膜吸收,危害机体。排便时,强挣努责,会过度增高腹内压,导致血压上升,特别对高血压、动脉硬化者不利,容易诱发中风病。另外,由于腹内压增高,痔静脉充血,还容易引起痔疮、肛瘘等病。所以,年老用者尤当注意。

(三)要注意肛门卫生和便后调理

肛门对健康的关系,在一定意义上讲,并不亚于口腔,但通常人们对肛门卫生注意不够,因此,肛门疾病非常普遍。大便之后所用手纸应以薄而柔软、褶小而均匀为宜,不可用含油墨的废报纸、旧书纸、圆珠笔写过的纸,更不可用土块、石块、木块等代替手纸,以免污染肛门中毒,或刺伤肛门引起感染。每天晚上睡觉前,最好用温水清洗一下肛门,或经常热水坐浴,保持肛门清洁和良好的血液循环。内裤应宜用薄而柔软的棉布制品制作,不宜用粗糙或化学纤维的制品。如果肛门已有炎症,最好用水冲洗,不要用纸揩拭,并要积极治疗,防止再引起其他疾病。尤其是老年人,更应重视肛门卫生。

每次排便后,稍加调理,对身体会有很多益处。若在饱食后大便,便后宜稍喝一些汤或饮料,以助胃气利消化。《老老恒言》说:"饱后即大便,进汤以和其气",这的确是养生经验之谈。若在饥饿时大便,为了防止便后气泄,排便时宜取坐位,便后稍进食物,还可做提肛动作3~5次,以补固正气。

(四)运动按摩通便

1. 运动按摩

运动按摩可以起到疏畅气血,增强肠胃功能和消化排泄功能,加强大小肠的蠕动,促进新陈代谢,通畅大便的作用。平常可选用一些传统保健功法锻炼,如太极拳、气功导引养生功、腹部按摩保健法等。

此外,还要配合其他方面的综合保健。调摄精神,保持情绪安定;饮食调理,饮食多样化,多素少荤,粗细结合;对有便秘者,辅以药物对症治疗等。如果能做到上述各项,就能有效地保持大便通畅。

2. 小便清利的保健法

小便是水液代谢后排除糟粕的主要途径,与肺、脾、肾、膀胱等脏腑的关系极为密切。在水液代谢的整个过程中,肾气是新陈代谢的原动力,调节着每一环节的功能活

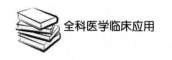

动,故有"肾主水"之称。水液代谢的好坏反映了机体脏腑功能的正常与否,特别是肾气是否健旺。小便通利,则人体健康;反之,则说明人有疾患。所以古代养生家十分重视小便卫生。苏东坡在《养生杂记》中说:"要长生,小便清;要长活,小便洁"。《老老恒言·便器》亦说:"小便惟取通利"。保持小便清洁、通利,是保证身体健康的重要方面。其具体方法约有如下数端:

水液代谢以通畅和调为顺,不可滞留,故《素问·经脉别论》有"通调水道"之说。对于保证水道通调之法,清代曹慈山在《老老恒言》中提出了重在饮食调摄的四个要点:"食少化速,则清浊易分,一也;薄滋味,无黏腻,则渗泄不滞,二也;食久然后饮,胃空虚则水不归脾,气达膀胱,三也;且饮必待渴,乘微燥以清化源,则水以济火,下输倍捷,四也。所谓通调水道,如是而已。如但犹不通调,则为病。然病能如是通调,亦以渐而愈"。由此可见,正确调摄饮食,做到少食、素食、食久后饮、渴而才饮等,是保证小便清利的重要方法。此外,情绪、房事、运动对小便的清利也有一定的影响,因此还要保持情绪乐观、节制房事和适当运动锻炼。

经常进行导引和按摩保健,对于小便通利很有好处,其主要方法有三:

(1)导引壮肾

晚上临睡时,或早晨起床后,调匀呼吸,舌抵上腭,眼睛视头顶上方,随吸气,缓缓做收缩肛门动作,呼气时放松,连续做8~24次,待口中津液较多时,可嗽津咽下。这种方法可护养肾气,增强膀胱制约能力,可以防治尿频、尿失禁等症。

(2)端坐摩腰

取端坐位,两手置于背后,上下推搓30~50次,上至背部,下至骶尾,以腰背部发热为佳,可在晚上就寝时和早晨起床时进行练习。此法有强腰壮肾之功,有助于通调水道。

(3)仰卧摩腹

取仰卧位,调匀呼吸,将掌搓热,置于下腹部,先推摩下腹部两侧,再推下腹部中央,各作30次。动作要由轻渐重,力量要和缓均匀。做功时间亦可在早晚。此法有益气,增强膀胱功能。对尿闭、排尿困难有一定防治作用。

3.注意排尿宜忌

排尿是肾与膀胱气化功能的表现,是一种生理反应,因此有尿时要及时排出,不要用意志控制不解,否则会损伤肾与膀胱之气,引起病变。《千金要方·道林养性》说:"忍尿不便,膝冷成痹"。《老老恒言·便器》指出:"欲溺便溺,不可忍,亦不可努力,愈努力则愈数而少,肾气窒塞,或致癃闭"。排尿要顺其自然,强忍不尿,努力强排,都会

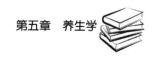

对身体健康造成损害。

男子排尿时的姿势也有宜忌。《千金要方·道林养性》说:"凡人饥欲坐小便,若饱则立小便,慎之无病"。《老老恒言》解释其道理说:"饱欲其通利,饥欲其收摄也"。现代医学中有一种"排尿性晕厥症",即在排尿时由于血管舒张和收缩障碍,造成大脑一时供血不足而致的突然晕倒的病症。其发生的原因很多,但有时与体位突然改变,排尿时屏气用力过度有一定关系。

第三节 睡眠养生

睡眠,本属"起居作息"范畴,由于人的一生约有三分之一的时间是在睡眠中度过的,显得特别重要,而且睡眠养生的内容又十分丰富,故单立一章,予以讨论。

所谓睡眠养生就是根据宇宙与人体阴阳变化的规律,采用合理的睡眠方法和措施,以保证睡眠质量,恢复机体疲劳,养蓄精神,从而达到防病治病、强身益寿的目的。

阴阳是人体的生理需要,也是维持生命的重要手段。可以说睡眠与生存有着同等的意义。历代医家和养生家对睡眠养生都很重视,科学的摄生保健更需要全面掌握睡眠的规律及方法。

一、睡眠的生理

睡眠是一种正常的生理现象,但在很长一段历史中,人们对睡眠的机制认识并不清楚。随着科学的发展,人们在古代理论基础上对有关睡眠的各种问题有了越清晰的认识,并在实验基础上给予了科学的证实。

(一)中医的睡眠理论

中医学从唯物的形神统一观出发认为,睡眠——清醒是人体寤与寐之间阴阳动静对立统一的功能状态,并运用阴阳变化、营卫运行、心神活动来解释睡眠过程,形成了独具特色的睡眠理论。主要包括以下几方面内容:

1. 昼夜阴阳消长决定人体寤寐

由于天体日月的运转,自然界处于阴阳消长变化中,最突出的表现就是昼夜交替出现。昼属阳,夜属阴。与之相应,人体阴阳之气也随昼夜而消长变化,于是就有了寤和寐的交替。寤属阳为阳气所主,寐属阴,为阴气所主。可以说,自从有了人类,就有了人类活动的规律——"日出而作,日入而息"这种比较严格的节律。正如《灵枢·营

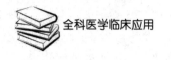

卫生会》言:"日入阳尽而阴受气矣夜半而大会,万民皆卧,命曰合阴;平旦阴尽而阳受气,如是无已,与天地同纪"。在《灵枢·口问》又进一步解释说:夜半"阳气尽,阴气盛,则目暝";白昼"阴气尽而阳气盛,则寤矣"。

2. 营卫运行是睡眠的生理基础

人的寤寐变化以人体营卫气的运行为基础,其中与卫气运行最为相关。《灵枢·卫气行》说:"卫气一日一夜五十周于身,昼行于阳二十五周,夜行于阴二十五周"。《灵枢·营卫生会》也说:"卫气行于阴二十五度,行于阳二十五度,分为昼夜,故气至阳而起,至阴而止"。起指起床,止即入睡。由此可见,卫气行于阴,则阳气尽而阴气盛,故形静而入寐;行于阳,则阴气尽而阳气盛,故形动而寤起。所以《灵枢·天年》说:"营卫之行,不失其常,故昼精而夜暝"。

3. 心神是睡眠与觉醒的主宰

寤与寐是以形体动静为主要特征的,形体的动静受心神的指使,寐与寤以心神为主宰。神静则寐,神动则寤;心安志舒则易寐,情志过极则难寐。张景岳在《景岳全书·不寐》中指出:"寐本乎阴、神其主也"。由于睡眠受心神的支配,人们常因主观意志需要,使睡眠节律改变。总之,在形神统一观的指导下,寤与寐就被看作是两者相互转化的身心过程。

(二)睡眠的分期

现代实验研究将睡眠按深度分为四期:Ⅰ入睡期;Ⅱ浅睡期;Ⅲ中等深度睡眠期;Ⅳ深度睡眠期。Ⅰ、Ⅱ期易被唤醒,Ⅲ、Ⅳ期处于熟睡状态。睡眠又可分为两种;即慢波睡眠和快波睡眠。开始入睡是慢波睡眠,大约持续90分钟左右,然后转入快波睡眠持续15~30分钟,睡眠过程是这两种状态交替进行的,二者交替一次,即称一个睡眠周期。一夜大约有四五个周期。慢快波睡眠期的正常比例是保证睡眠顺利进行的条件。

(三)睡眠的作用

长沙马王堆出土医书《十问》中说:"夫卧非徒生民之事也,举凫、雁、肃霜(鹔鹴)、蛇檀(鳝)、鱼鳖、奂(蝯)动之徒,胥(须)食而生者,胥卧而成也……故一昔(夕)不卧,百日不复",主张"道者静卧"。可见,不仅人需要睡眠,任何生物都离不开睡眠。没有适当睡眠,就无法维持生命其他活动。历代道、儒、佛、医诸家对睡眠皆有很多论述,睡眠对长寿的意义是任何其他方式难以取代的,它的作用可概括为五个方面:

1. 消除疲劳

睡眠是消除身体疲劳的主要形式。睡眠时,人体精气神皆内守于五脏,五体安舒,气血和调,体温、心率、血压下降,呼吸及内分泌明显减少,从而使代谢率降低,体力得以恢复。

2. 保护大脑

睡眠不足者,表现为烦躁、激动或精神萎靡、注意力分散、记忆减退等精神神经症状,长期缺眠则会导致幻觉。因此,睡眠有利于保护大脑。此外,大脑在睡眠状态中耗氧量大大减少,利于脑细胞能量贮存,可以恢复精力,提高脑力效率。

3. 增强免疫

睡眠不仅是智力和体力的再创造过程,而且还是疾病康复的重要手段。睡眠时能产生更多的抗原抗体,增强了机体抵抗力,睡眠还使各组织器官自我修复加快。现代医学常常把睡眠作为一种治疗手段,用来医治顽固性疼痛及精神病等。

4. 促进发育

睡眠与儿童生长发育密切相关。婴幼儿在出生后相当长时期内,大脑继续发育,需要更多的睡眠。婴儿睡眠中有一半是快动眼睡眠期(REM),而早产儿 REM 可达80%,说明他们的大脑尚未成熟。儿童生长速度在睡眠状态下增快,因为在慢波睡眠期血浆中生长激素可持续数小时维持在较高水平,故要使儿童身高增长,就应当保证睡眠足够时间和质量。

5. 利于美容

睡眠对皮肤健美有很大影响。甜蜜地熟睡可使第二天皮肤光滑,眼睛有神,面容滋润,而由于精神创伤、疲劳过度及其他不良习惯造成的睡眠不足或失眠则会颜面憔悴,毛发枯槁,皮肤出现细碎皱纹。由于睡眠过程中,皮肤表面分泌和清除过进加强,毛细血管循环增多,加快了皮肤的再生。所以说,睡眠是皮肤美容的基本保证。

二、睡眠的时间和质量

(一)与睡眠时间有关的因素

1. 足够的睡眠

足够的睡眠是健康长寿的保证,但人的睡眠时间多长才算足够,很难机械规定。每人每天生理睡眠时间根据不同的年龄、性别、体质、性格、环境因素等等而变化。

一般而言,年龄越小,睡眠时间越长,次数也越多。睡眠时间与年龄有密切的关系,是由于人生长发育的规律决定的。婴幼儿无论脑还是身体都未成熟,青少年身体

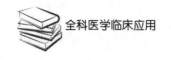

还在继续发育,因此需要较多睡眠时间。老年人由于气血阴阳俱亏,"营气衰少而卫气内伐",故有"昼不精,夜不瞑"少寐的现象,但并不等于生理睡眠需要减少。相反,由于老人睡眠深度变浅,质量不佳,反而应当增加必要的休息,尤以午睡为重要,夜间睡眠时间也应参照少儿标准。古代约生家说:"少寐乃老人大患",《古今嘉言》认为老年人宜"遇有睡思则就枕",这是极符合养生道理的。睡眠时间还多少与性别有关,通常女性比男性平均睡眠时间长,现代研究认为可能与性激素分泌差异有关。

2. 体质与性格因素

睡眠时间长短与人的体质、个性也有密切关系。早在《内经》中就对此有明确论述:"此人肠胃大而皮肤湿(涩),而分肉不解焉。肠胃大则卫气留久,皮肤湿则分肉不解,其行迟,留于阴也久。其气不精则欲瞑,故多卧矣"。"其肠胃小,皮肤滑以缓,分肉解利,卫气之留于阳也久,故少瞑焉",以上表明睡眠多少与人体胖瘦大小有关。一般说来,按临床体质分类,阳盛型、阴虚型睡眠时间较少;痰湿型、血瘀型睡眠时间相对多。按五行体质分类,凡金型、火型睡眠时间相对少,而水型、土型睡眠时间较多。按体型肥瘦分类,肥人较瘦人睡眠时间多,肥人中腠理粗、身常寒的胖人睡眠时间最长,此因"卫气多寡"不同。西方人认为性格与睡眠有关,内向性格、思维类型的人睡眠时间较多,而外向性格、实干类型的人睡眠时间较少。

3. 环境、季节因素

不同的环境,季节的变化影响睡眠的调整。一般认为,春夏宜晚睡早起(每天大约需睡 5~7 个小时),秋季宜早睡早起(每天大约需睡 7~8 个小时),冬季宜早睡晚起(每天大约需睡 8~9 个小时)。如此以合四时生长化收藏规律。阳光充足的日子一般人睡眠时间短,气候恶劣的天气里一般人的睡眠时间长。随地区海拔增高,一般人的睡眠时间稍稍减少。随纬度增加,一般人的睡眠时间稍要延长。

4. 其他影响睡眠的因素

睡眠时间的变化还与工作性质、体力消耗和生活习惯有关。体力劳动者比脑力劳动者所需睡眠时间长,而脑力劳动者较体力劳动者 REM 时间长。现代研究认为每个人最佳睡眠时间(称睡眠中心时刻)是不同的。可分为"猫头鹰型"和"百灵鸟型"。猫头膺型人每到夜晚思维能力倍增,精力充沛,工作效率高,但上午精神欠佳。百灵鸟型人的特点表现为入睡早,醒得也早,白天精力充沛,入夜疲倦。一般来说,大部分人为百灵鸟型节律。此外睡眠时间的长短还与精神因素、营养条件、工作环境等有关。尽管个体所需睡眠时间差异很大,只要符合睡眠质量标准就视为正常。

（二）睡眠的质量标准

东晋·张湛《养生要集》神仙图中有"禁无久卧,精气斥","禁无多眠,神放逸"。认为"久卧伤气",使阳气、精神懈怠。由此可知,多睡不一定符合养生要求。过多睡眠和恋床可造成大脑皮层抑制,使大脑细胞乏氧。决定睡眠是否充足,除了量的要求外,更主要的还有质的要求。睡眠的质决定于睡眠深度和 REM 的比例。REM 对改善大脑疲劳有重要作用。实验表明,经过剥夺异相睡眠的猫和鼠,它的行为会发生变化,如记忆减退、食欲亢进等。根据国内外资料统计,REM 应占睡眠总量的百分比,在新生儿 50%,在婴儿为 40%,在儿童为 18.5%~25%,在青少年为 20%,在成人为 18.9%~22%,在成年人为 13.8%~15%。如果达不到上述比例,则慢性睡眠中浅睡期代偿性地延长,结果往往产生未睡着觉的感觉。实际生活中可用以下标准检查是否较高的睡眠质量:①入睡快。上床后 5~15 分钟进入睡眠幢态;②睡眠深。睡中呼吸匀长,无鼾声,不易惊醒;③无起夜。睡中梦少,无梦惊现象,很少起夜;④起床快。早晨醒来身体轻盈,精神好;⑤白天头脑清晰,工作效率高,不困倦。一般说来,睡眠质量好,则睡眠时间可以少些。

（三）睡眠规律与子午觉

养成良好的睡眠习惯,符合觉醒——睡眠节律,是提高睡眠质量的基本保障。前面已经谈过睡眠起卧规律与四时的关系,一天之中起卧亦有规律,即要使睡眠模式符合一日昼夜晨昏的变化。《类修要诀·养生要诀》总结为:"春夏宜早起,秋冬任晏眠,晏忌日出后,早忌鸡鸣前"。

子午觉是古人睡眠养生法之一,即是每天于子时、午时入睡,以达颐养无年目的。中医认为,子午之时,阴阳交接,极盛及衰,体内气血阴阳极不平衡,必欲静卧,以候气复。现代研究也发现,夜间 0 点至 4 点,机体各器官功率降至最低;中午 12 点至 1 点,是人体文感神经最疲劳的时间,因此子午睡眠的质量和效率都好,符会养生道理。据统计表明,老年人睡子午觉可降低心、脑血管病的发病率,有防病保健意义。

三、睡眠的方位与姿势

（一）睡眠的卧向

所谓卧向,是指睡眠时头足的方向位置。睡眠的方位与健康紧密相关。中国古代养生家根据天人相应、五行相生理论,对寝卧方向提出过几种不同的主张。

1.按四时阴阳定东西

《千金要方·道林养性》说:"凡人卧,春夏向东,秋冬向西",《老老恒言》引《保生

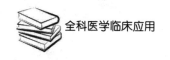

心鉴》:"凡卧,春夏首宜向东,秋冬首宜向西"。即认为春夏属阳,头宜朝东卧;秋冬属阴,头宜朝西卧,以合"春夏养阳,秋冬养阴"的原则。

2. 寝卧恒东向

一些养生家主张一年四季头都应恒东向而卧,不因四时变更,《老老恒言》引《记玉藻》:"寝恒东首,谓顺生气而卧也"。头为诸阳之会,人体之最上方,气血升发所向,而东方震位主春,能够升发万物之气,故头向东卧,可保证清升浊降,头脑清楚。

3. 避免北首而卧

《千金要方·道林养性》提出:"头勿北卧,及墙北亦勿安床"。《老老恒言·安寝》也指出:"首勿北卧,谓避地气",古代养生家在这一点上基本一致。认为北方属水,阴中之阴位,主冬主寒,恐北首而卧阴寒之气直伤人体元阳,损害元神之府。临床调查发现头北足南而卧的老人,其脑血栓发病率较其他卧向高。国外资料表明,头北足南而卧,易诱发心肌梗死。

总而言之,卧向与健康的关系,是一个值得进一步研究的问题。

(二)睡眠姿势

古人云:"立如松、坐如钟、卧如弓"。养生家认为行走坐卧旨有要诀,能够作到这一点,则自然不求寿而寿延。睡姿虽有千姿百态,以体位来分,不外乎仰卧、俯卧、侧卧三种。历代学者对此有很多论述可概括为以下几点:

1. 常人宜右侧卧

孔子在《论语》中说:"寝不尸","睡不厌屈,觉不厌伸",意指睡眠以侧曲为好。《千金要方·道林养性》说:"屈膝侧卧,益人气力,胜正偃卧",《道藏·混元经》说:"仰面伸足睡,恐失精,故宜侧曲",这说明侧卧比仰卧好。侧卧益气活络,仰卧则易造成噩梦,失精和打鼾。侧卧与俯卧亦不同,气功家口头禅叫做:"侧龙卧虎仰瘫尸",认为侧卧利于调青龙,使肝脉舒达;俯卧利于调白虎,使肺脉宣降。但现代调查发现俯卧不利于呼吸和心肺血液循环,也有损面部容颜。《释氏戒律》说:"卧为右侧",《续博物志》说:"卧不欲左肋",古今医家都选择右侧卧为最佳卧姿。这是因为右侧卧优点在于使心脏在胸腔中受压最小,利于减轻心脏负荷,使心排血量增多。另外,右侧卧时肝处于最低位,肝藏血最多,加强了对食物的消化和营养物质的代谢。右侧卧时,胃及十二指肠的出口均在下方,利于胃肠内容物的排空,故《老老恒言》说:"如食后必欲卧,宜右侧以舒脾气"。

2. 孕妇宜左侧卧

对于女性来说侧卧较仰卧和俯卧好。俯卧可使颜面皮肤血液循环受影响,致皱纹增加。仰卧对妇女盆腔血液循环不利,易致各种月经病。孕妇宜取左侧卧,尤其是进入中、晚期妊娠的人,此时大约有80%孕妇子宫右旋倾斜,使右侧输尿管受压,易产生尿潴留倾向,长期可致右侧肾盂肾炎。另外,右侧卧可压迫腹部下腔静脉,影响血液回流,不利于胎儿发育和分娩。仰卧时,增大的子宫可直接压迫腹主动脉,使子宫供血量骤然减少严重影响胎儿发育和脑功能。因此说左侧卧最利于胎儿生长,可以大大减少妊娠并发症。

3. 婴幼儿睡姿

对婴幼儿来说俯卧是最不卫生的卧姿。婴儿自主力差,不能主动翻身,加之颅骨软嫩,易受压变形,俯卧时间一长,会造成面部五官畸形。长期一侧卧或仰卧也易使头颅发育不对称。因而婴幼儿睡眠时,应在大人的帮助下经常地变换体位,每隔1~2小时翻一次身。

4. 老人及病人睡姿

对于老年人仰卧、俯卧、左侧卧均不适宜,以右侧卧最好。对于心衰病人及咳喘发作病人宜取半侧位或半坐位,同时将枕与后背垫高。对于肺病造成的胸腔积液患者,宜取患侧卧位,使胸水位置最低,不妨碍健侧肺的呼吸功能。对于有瘀血症状的心脏病人,如肺心病人等一般不宜取左侧卧或俯卧,以防心脏负荷过大。在《千金要方》中孙思邈还提出,"凡人眠勿脚悬踏高处,久成肾水"。头低脚高位置睡觉,易得肾脏疾患。

近年有学者用慢镜头电影记录了人在熟睡中的姿势,发现每隔10~15分钟就要变动一次,整个睡眠过程体位变动可达20次以上。因此,在入睡时养成正确睡姿的良好习惯,是有利于自身保健的,但并不要求睡着后姿势永远不变。对此,孙思邈在《千金要方》中已有所论述:"人卧一夜当作五度反复,常逐更转",整个睡眠过程中保持不变的卧姿,是不符合生理要求的。

四、睡眠与卧具

(一)床铺

床铺又称床榻,是供人睡卧的用具。床在我国已有2500多年历史了。从北方的火炕到南方的藤床,从小儿的摇篮到老人的躺椅,床的种类不计其数。随着社会进步和科学的发展,床的功能也在增多。从掇生保健角度要求,床无论怎样变化,应具备以下几个要素:

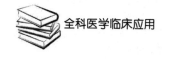

1.床宜高低适中

《老老恒言》说:"床低则卧起俱便",主张床的高度以略高于就寝者膝盖水平为好,约为0.4~0.5m,这样的高度便于上下床。若床铺过高,易使人产生紧张感影响安眠;若床铺过低则易于受潮,使寒湿、湿热之地气直中脏腑,或造成关节痹症。在过低的床铺上睡眠,往往呼吸不到新鲜空气,灰尘、二氧化碳较多,影响健康。由此可见,床铺过高及地铺对养生是不利的。

2.床宜宽度适中

《服虔通俗文》中载有:"八尺曰床,故床必宽大"。床铺面积大,睡眠时便于自由翻身,有利于气血流通、筋骨舒展。一般来说,床铺宜长于就寝者长的0.2~0.3m,宽于就寝者身宽达0.4~0.5m。对于运动员应用特制的床,使长宽达到要求,婴儿床除要求一定宽长度外,宜在床周加栏杆,以防婴儿坠地。

3.床宜软硬适中

标准的软硬度以木板床上铺0.1m厚的棉垫为宜。其他的床,如南方的竹榻、藤床、棕绷床也较符合养生要求。现代的弹簧钢丝床、沙发床、席梦思有弹性过大、过软的缺点,对此可采用软床铺硬垫的办法纠正。软硬适中的床可保证脊椎维持正常生理曲线,使肌肉放松,有利于消除疲劳。而过软的床则能使脊椎周围韧带和椎关节负荷增加,肌肉被动紧张,久则引起腰背疼痛。

(二)枕头

枕头是睡眠不可缺少的用具,适宜的枕头有利于全身材松.保护颈部和大脑、促进和改善睡眠,还有防病治病之效果。

1.枕头的基本要素

(1)高度:《老老恒言·枕》指出:"高下尺寸,令侧卧恰与肩平,即仰卧亦觉安舒"。现代研究也认为枕高以稍低于肩到同侧颈部距离为宜,枕头过高和过低都有害。枕高是根据人体颈部七个颈椎排列的生理曲线而确定的。只有保持这个曲线正常的生理弯曲,才能使肩颈部的肌肉、韧带及关节处于放松状态。《显道经》曾指出:"枕高肝缩,枕下肺塞"。即是说枕过高影响肝脉疏泄,枕过低则影响肺气宣降。现代研究认为高枕妨碍头部血液循环,易形成脑缺氧、打鼾和落枕。低枕使头部充血,易造成眼睑和颜面浮肿。一般认为高血压、颈椎病及脊椎不正的病人不宜使用高枕;肺病、心脏病、哮喘病病人不宜使用低枕。否则,不利于康复。

(2)长宽度:古人主张枕以稍长为宜,尤其对于老年人"老年独寝,亦需长枕,则反侧不滞于一处"。枕的长度应够睡眠翻一个身后的位置,一般要长于头横断位的周长。枕头不宜过宽,以 0.15~0.2m 为好,过宽对头颈部关节肌肉造成被动紧张,不利保健。

(3)软硬度:枕芯应选质地松软之物,制成软硬适度,稍有弹性的枕头为好,枕头太硬使头颈与枕接触部位压强增加,造成头部不适;枕头太软,则枕难以维持正常高度,头颈项部得不到一定支持而疲劳。此外,枕的弹性应适当,枕头弹性过强,则头部不断受到外加的弹力作用,产生肌肉的疲劳和损伤。枕头的使用有一定要求,一般仰卧时,枕应放在头肩之间的项部,使颈椎生理前凸得以维持,侧卧时,枕应放置于头下,使颈椎与整个脊柱保持水平位置。

2. 保健要枕

根据中医辨证原则,采用不同的药物加工制成枕芯作成的枕头称为药枕。

(1)药枕的保健原理:枕的内容物多为碾碎的具有挥发性的中药,花、叶、种子最常用。药枕制作上一般多做成传统的圆枕,药枕的保健原理在于枕内的中药不断挥发,中药微粒子借头温和头上毛窍孔吸收作用透入体内,通过经络疏通气血,调整阴阳;另一途径为通过鼻腔吸入,经过肺的气血交换进入体内,此所谓"闻香治病"的道理。

(2)药枕的保健作用:药枕对人体既有治疗作用,又具保健作用,可以疗疾除病协调阴阳,又可聪耳明目益寿延年。药枕的使用要贯彻辩证的原则。即根据不同的年龄、体质、疾病和季节环境变化来辨证处方,对症施枕。如小儿宜选不惊不燥的小米枕,以利头部发育,老人宜选不寒不热的健身丁公枕、菊花枕;阴虚火旺体质宜选绿豆枕、黑豆枕;阳亢体质宜选夏枯草枕、蚕沙枕;耳鸣耳聋患者可选磁石枕;目暗目花患者可选菊花枕、茶叶枕和决明子等"明目枕";神经衰弱者、心脏病患者可选琥珀枕、柏子仁枕。夏季暑热炽盛时,宜选竹茹枕、石膏枕。总之,药枕可"疗百病"、可"益寿延年"(清《理瀹骈文》),是一种有效的保健品。

(3)药枕的保健范围及宜忌:药枕无病防病,有病疗病,对全身系统的器官均有影响,但一般对五官科及头面疾患效果最佳。例如神经系统、呼吸系统、循环系统疾患效果亦好。药枕一般适用于慢性疾病恢复期以及部分外感疾病急性期,不适于创伤、急症、传染病等。使用药枕时应注意几点事项:枕内容物宜选辛香平和、微凉、清轻之品,以植物花、叶、茎为好,不宜使用大辛大热、大寒及浓烈毒之物,如附子、乌头、狼毒、斑蝥等。选药时慎用动血、破血之品,如麝香等,阳亢阴虚病人、孕妇及小儿禁用。对于药效强,药力猛的治疗性药枕,如治疗风湿、类风湿之药枕,不可滥用于常人保健。药枕宜定期更换枕芯,以一个月至三个月为宜,夏天宜常晒晾,以防发霉变质。

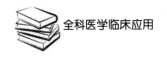

(三)其他卧具介绍

为了寝卧安适,被褥、睡服及床上其他用品的选用也很重要。

1. 被

首先被里宜柔软。《老老恒言》中说:"被宜里面俱绸,毋用锦与缎,以其柔软不及也",绸即绸。此外,被里还可选细棉布、棉纱、细麻布等,不宜用腈纶、尼龙、的确良等带静电荷的化纤品。被宜保温。盖被目的在于御寒护阳,温煦内脏,故被内容物宜选棉花、丝绵、羽绒为最好,腈纶棉次之。丝绵之物以新者为优,不宜使用超过两年。陈旧棉絮既沉且冷,易积湿气不利养生。被宜轻不宜重。重则压迫胸腹四肢,使气血不畅,心中烦闷,易生梦惊。被宜宽大。《老老恒言》说:"被取暖气不漏,故必宽大,使两边可折"。被子宽大利于翻身转侧,使用舒适。故现代流行的睡袋不如传统被子保健性好。睡袋上口束紧,三面封闭,影响了肢体活动和皮肤新陈代谢。

2. 褥

褥宜软而厚。《老老恒言》说:"寝卧必得厚褥,老人骨瘦体弱,尤须厚褥,必须多备,渐冷渐加……",厚褥利于维持人体体表生理曲线。一般以 0.1m 厚为佳,随天气冷暖变化加减。

3. 睡衣

睡眠时换衣为好。睡衣宜宽大无领无扣,不使颈、胸、腰受束。睡衣要有一定的长度,使睡眠时四肢覆盖,不冒风寒。睡衣选料以天然织品为好,秋冬选棉绒、毛巾布为料,春夏宜选丝绸、薄纱为料。睡衣总以宽长、舒适、吸汗、遮风为原则。

4. 睡帽与肚兜

老人冬日睡卧宜带睡帽,其式状如回民帽,棉布作成,以能遮盖住整个头顶为宜。老人不论冬夏,睡卧时宜带肚兜,对 70 周岁以上老人,应嘱其日夜不离。因老人阳气已虚,易为风寒所伤,伤腹则直中脾胃,产生腹痛、泄泻等病。

《老老恒言》说:"阳光益人,且能发松诸物。褥久则实,隔两三宿就向阳晒之,毋厌其烦,被亦然""不特棉絮加松,终宵有余暖,受益确有明验"。故一切床上用品均应勤洗勤晒,日晒起到消毒杀菌作用,还能间接使皮肤接受紫外线刺激是很好的保健措施。

五、睡眠环境与宜忌

(一)睡眠环境

1. 恬淡宁静

安静的环境是帮助入睡的基本条件之一。嘈杂的环境使人心神烦躁,难于安眠。

因而卧室选择重在避声,窗口远离街道闹市,室内不宜放置音响设备。

2.光线幽暗

《老老恒言》说:"就寝即灭灯,目不外眩,则神守其舍",《云笈七签》说:"夜寝燃灯,令人心神不安"。在灯光中入睡,使睡眠不安稳,浅睡期增多,因此睡前必须关灯。窗帘以冷色为佳。住房面积有限,没有专用卧室者,应将床铺设在室中幽暗角落,并以屏风或隔带与活动范围隔开。

3.空气新鲜

卧室房间不一定大,但应保证白天阳光充足,空气流通,以免潮湿之气、秽浊之气滞留。卧室必须安窗,在睡前、醒后及午间宜开窗换气。在睡觉时也不宜全部关闭门窗,应保留门上透气窗,或将窗开个缝隙。氧气充足不仅利于大脑细胞消除疲劳,而且利于表皮的呼吸功能。此外,应注意不在卧室内用餐、烧炉子,以防蚊蝇滋生和中毒的发生。

4.温湿度适宜

卧室内要保证温湿度相对恒定,室温以20℃为好,湿度以40%左右为宜。卧室内要保持清洁,可置兰花、荷花、仙人掌努植物一盆,此类植物夜间排的一氧化碳甚少,室内植物利于温湿度调节。室内家具越少越好,一切设置应造成简朴典雅的气氛,利于安神。

(二)睡眠的宜忌

我国古人把睡眠经验总结为"睡眠十忌"。一忌仰卧;二忌忧虑;三忌睡前恼怒,四忌睡前进食;五忌睡卧言语;六忌睡卧对灯光;七忌睡时张口;八忌夜卧覆首;九忌卧处当风;十忌睡卧对炉火。概括起来可分三个方面:

1.睡前禁忌

睡前不宜饱食、饥饿又或大量饮水及浓茶、咖啡等饮料。《彭祖摄生养性论》说:"饱食偃卧则气伤",《抱朴子·极言》曰:"饱食即卧,伤也",《陶真人卫生歌》说:"晚食常宜申酉前,何夜徒劳滞胸膈",都说明了饱食即卧,则脾胃不运,食滞胸脘,化湿成痰,大伤阳气。饥饿状态入睡则饥肠辘辘,难以入眠。睡前亦不宜大量饮水,饮水损脾,水湿内停,夜尿增多,甚则伤肾。睡前更不宜饮兴奋饮料,烟酒亦忌,以免难以入睡。睡前还忌七情过极,读书思虑。大喜大怒则神不守舍,读书极虑则神动而躁,致气机紊乱,阳不入阴。睡前亦不可剧烈运动,以免影响入睡。

2.睡中禁忌

寝卧忌当风,对炉火、对灯光。睡卧时头对门窗风口,易成风入脑户引起面瘫、偏

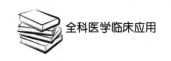

瘫。卧时头对炉火、暖气,易使火攻上焦,造成咽干目赤鼻衄,甚则头痛。卧时头对灯光则神不寐,其次卧忌言语哼唱。古人云:"肺为五脏华盖,好似钟磬,凡人卧下肺即收敛",如果卧下言语,则肺震动而使五脏俱不得宁。睡卧时还忌蒙头张口,《千金要方·道林养性》说:"冬夜勿覆其头得长寿",此即所谓"冻脑"之意,可使呼吸通畅,脑供氧充足。孙氏在书中还说:"暮卧常习闭口,口中即失气",张口睡眠最不卫生,易生外感,易被痰窒息。

3. 醒后禁忌

古人云:"早起者多高寿",故醒后忌恋床不起,不止在月晚起,"令四肢昏沉,精神瞢昧"(《混俗颐生录》)。睡懒觉不利于人体阳气宣发,使气机不畅,易生滞疾。此外,旦起忌嗔恚、恼怒,此大伤人神。《养生延命录·杂诫篇》说:"凡人旦起恒言善事,勿言奈何,歌啸","旦起嗔恚二不详",认为这样影响一日之内的气血阴阳变化,极有害于健康。

六、失眠的预防

失眠,中医称为"不寐",是指睡眠时间不足或质量差。其表现有:夜晚难以入眠,白天精神不振,工作和学习效率低。失眠可分为偶然性失眠与习惯性失眠。偶然失眠不能算作疾病,它是由偶然因素引起的。长期、反复的失眠称习惯性失眠,又分为继发性和原发性两种。习惯性失眠就是病态了。

(一) 失眠的分型

失眠有多种分类方法,按现代最常见的失眠分类法可分为三种类型。

1. 起始失眠

又称入睡困难型失眠。特点为夜晚精力充沛,思维奔逸,上床后辗转难眠,毫无困意,直至后半夜才因极度疲劳而勉强入睡。这种类型人占失眠么大多数,通常是"猫头膺型人",以青壮年多见。

2. 间断失眠

又称熟睡困难型失眠。特点为睡眠程度不深,夜间常被惊醒,醒后久久无法再眠。这种类型人通常更为焦虑痛苦。常见于体弱有慢性病及个性特殊的人。

3. 终点失眠

又称睡眠早醒型失眠。特点是早早醒来,后半夜一醒即再难入睡。白天精神状态差,常常打盹,至下午精神才好转,常见于动脉硬化病人及年迈的老人。

由于各人睡眠规律与类型的不同,因此诊断失眠还应参照睡眠质量标准。有的老年人素来醒得很早,醒后十分精神,白无不觉疲劳,尽管少眠不属失眠范围。

（二）失眠的原因

中医认为失眠的基本病机是"脏腑不和,阴阳失交"。具体分析起来原因很多,约有以下四类:

1. 起居失常

生活不规律,劳逸失度,工作任务紧时就长期开夜车,造成晨昏颠倒破坏了睡眠——觉醒节律,使自主神经系统紊乱是造成失眠常见的原因。

2. 心理因素

中医称此类因素为情志过极,白天过度紧张或整日忧心忡忡,恼怒、恐惧、抑郁都能造成大脑皮层兴奋抑制失常,以致夜晚失眠。临睡前大怒大喜或激动悲伤亦可造成大脑局部兴奋灶强烈而持久的兴奋,引起失眠。因心理因素导致失眠者,亦占相当部分。

3. 身体因素

来自身体内部的生理、病理刺激,会影响正常的睡眠,如过饥、过饱、大渴大饮、腑实便秘、疼痛、搔痒、呼吸障碍等。

4. 环境因素

不良的卧室环境,也能引起失眠,如噪声、空气污染、蚊蝇骚扰、强光刺激、大寒大暑以及地域时差的变化等。

（三）失眠的预防

防治失眠,自古至今方法很多,可概括为病因防治、心理防治、体育防治、食物防治、药物防治、气功防治、针灸按摩几方面,概括介绍如下:

1. 病因防治

对于身体因素、起居失常、环境因素等造成的失眠,宜采用病因疗法,即消除失眠诱因。对身患各种疾病从而影响安眠的病人,应当首先治疗原发病,再纠正继发性失眠。

2. 心理防治

平素宜加强精神修养,遇事乐观超脱,不过分追求能力以外的名利,是避免情志过极造成失眠的良方。青年人则应学会驾驭自己情感,放松思想;老年人则要学会培养对生活的浓厚兴趣,每天对生活内容作出紧凑的安排,防止白天萎靡不振。心理治疗常用的方法有自我暗示法。即上床前放松精神,建立自信心,并对自己说:"今晚我一

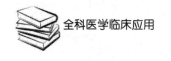

定能睡着"。躺好后默念:"我头沉了,我疲劳了;我肩沉了,我很累了;我臂沉了,工作完成了;我腿沉了,我要睡了"。长期进行自我训练,可以形成良好条件反射,乃至上床就着。

3. 体育防治

《老老恒言》中说:"盖行则身劳,劳则思息,动极而反于静,亦有其理"。体育锻炼不仅改善体质,加强心肺功能,使大脑得到更多新鲜血液,而且有助于增强交感——副交感神经的功能稳定性,对防治失眠有良好作用。一般在睡前2小时左右可选择一些适宜项目进行锻炼,以身体发热微汗出为度。

4. 药物防治

安眠药治疗失眠应用面最广,但一般说,不到不得已时不宜使用,或尽量少用。安眠药一经服用往往产生依赖性、成瘾性,对肝、脑以及造血系统还有不良作用,易发生药物中毒反应,安眠药还打乱了睡眠周期节律,影响脑力恢复。所以安眠药偶尔服、短期用较好,对于中老年人以及失眠不严重的人宜选中成药为佳。

5. 食物防治

失眠者可适当服用一些有益睡眠的食物,如蜂蜜、桂圆、牛奶、大枣、木耳等,还可配合药膳保健。药膳种类很多,可根据人的体质和症状辩证选膳。常用药膳有:茯苓饼、银耳羹、百合粥、莲子粥、山药牛奶羹、黄酒核桃泥、芝麻糖、土豆蜜膏等。此外,玫瑰烤羊心、猪脊骨汤效果亦好。

6. 气功按摩法

失眠者可于睡前摆卧功姿势,然后行放松功。调节呼吸,全身放松,排除杂念,可帮助入静安眠。失眠者亦可躺在床上进行穴位按摩,如按揉双侧内关穴、神门穴、足三里穴及三阴交穴,左右交替揉搓涌泉穴等都有助于催眠。在气功按摩过程中要尽量作到心平气和,思想放松,如此效果才好。